编 委

叶 霖	华中科技大学同济医学院附属协和医院 华中科技大学协和京山医院
李全刚	华中科技大学协和京山医院
曾丽华	华中科技大学协和京山医院
袁 姣	华中科技大学同济医学院附属协和医院
李亚男	华中科技大学协和京山医院
沈 一	华中科技大学协和京山医院
万 里	华中科技大学协和京山医院
门月如	华中科技大学协和京山医院
张 伟	华中科技大学协和京山医院
陈 芳	华中科技大学协和京山医院
谈思琰	华中科技大学协和京山医院

掌上超声简易操作指南

（全媒体版）

主　编　叶　霖
副主编　李全刚　曾丽华

华中科技大学出版社
http://press.hust.edu.cn
中国·武汉

图书在版编目(CIP)数据

掌上超声简易操作指南：全媒体版/叶霖主编. -- 武汉：华中科技大学出版社,2025.4. -- ISBN 978-7-5772-1540-2

Ⅰ. R445.1

中国国家版本馆 CIP 数据核字第 2025P0C703 号

掌上超声简易操作指南(全媒体版) 叶　霖　主编
Zhangshang Chaosheng Jianyi Caozuo Zhinan
(Quanmeiti Ban)

策划编辑：史燕丽	责任编辑：丁　平
封面设计：原色设计	责任校对：朱　霞
责任监印：周治超	

出版发行：华中科技大学出版社(中国·武汉)　电话：(027)81321913
　　　　　武汉市东湖新技术开发区华工科技园　邮编：430223
录　　排：华中科技大学惠友文印中心
印　　刷：湖北金港彩印有限公司
开　　本：787mm×1092mm　1/32
印　　张：6.125
字　　数：128 千字
版　　次：2025 年 4 月第 1 版第 1 次印刷
定　　价：78.00 元

本书若有印装质量问题,请向出版社营销中心调换
全国免费服务热线：400-6679-118　竭诚为您服务
版权所有　侵权必究

主编简介

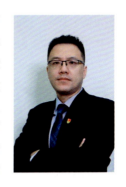

叶霖，主任医师，普外科专家，硕士研究生导师。现任华中科技大学协和京山医院党委副书记、院长。兼任中国县域卫生理事会常务理事、全国县域肿瘤防治中心联盟副理事长、中国健康促进与教育协会县域慢病健康管理分会常务委员、紧缺人才培训项目和县级医院骨干专科医师培训项目专家组成员等职务。

临床经验丰富。长期致力于胃肠疾病、肝胆疾病、甲状腺疾病、颈部淋巴结疾病等普外科疾病的诊治和研究，先后主持国家级、省部级科研项目共9项；积极推动医工融合成果转化，坚持以问题和需求为导向，利用现代信息技术和新型医疗器械设备，研究并推广掌上超声、全自动静脉穿刺采血机器人等医工融合项目；擅长专利技术实施，获得18项国家发明专利授权，其中15项是第一发明人，获得50余项实用新型专利授权；2011年获得医学博士学位，以第一作者或通讯作者身份发表论文24篇，其中SCI论文9篇。

医院管理经验丰富。先后在多家公立医院担任重要管理岗位，并荣获2024年和2023年中国县域医疗榜样力量"优秀院长奖"等多项管理荣誉。

网络增值服务

使用说明

欢迎使用华中科技大学出版社资源网

① 教师使用流程

（1）登录网址： https://bookcenter.hustp.com/resource/index.html（注册时请选择教师用户）

注册 > 登录 > 完善个人信息 > 等待审核

（2）审核通过后，您可以在网站使用以下功能：

下载教学资源　　建立课程　　管理学生　　布置作业　　查询学生学习记录等

教师

② 学生使用流程

（建议学生在PC端完成注册、登录、完善个人信息的操作。）

（1）PC端学生操作步骤

① 登录网址：https://bookcenter.hustp.com/resource/index.html（注册时请选择普通用户）

注册 > 登录 > 完善个人信息

② 查看课程资源：（如有学习码，请在个人中心-学习码验证中先验证，再进行操作。）

首页课程 > 课程详情页 （选择课程） > 查看课程资源

（2）手机端扫码操作步骤

手机扫码 → 登录 → 查看数字资源
　　　　 → 注册

序 1

在超声医学科技迅猛发展的浪潮中,掌上超声作为一项具有变革意义的技术,正逐步改写医疗诊断和治疗的格局,尤其是在基层医疗领域,其价值愈发凸显。值此《掌上超声简易操作指南:全媒体版》付梓之际,被邀为之作序,我深感荣幸,期望让更多人了解这项技术的深远意义。

随着材料和微电子芯片技术的进步,超声诊断设备从笨重的台式机到微小轻巧如手机的微型化方向发展。自2010年GE公司首次推出手机大小的"Vscan"微型手持超声后,2017年Butterfly Network推出了Butterfly iQ掌上超声。其间,"Clarius"(加拿大)无线传输掌上超声问世。我国掌上超声研制虽起步稍晚,但发展迅速。"十三五"期间,以毓星为首的几位超声专家预见到掌上超声的革命性意义和应用前景,多次向科学技术部力荐掌上超声研发立项。经多次论证,科学技术部于2018年正式开启研制掌上超声的立项。随后国内多家企业跟进,如今,我国掌上超声技术已达到国际领先水平。

在我国"医改"深入推进的背景下,"设备不足、人才短缺、能力薄弱"成为基层医疗机构发展中面临的三重困境和瓶颈。国家卫生健康委能力建设和继续教育中心为了解决这些困境和瓶颈,积极推广掌上超声这种"视诊器"在基层的使用。湖北京山市作为示范地区之一,京山市卫生健康局和京山市人民医院的领导进行了掌上超声的推广。本人有幸两次亲历了该市基层医生使用掌上超声的现场,并倾听了基层医生们的经验和感受,深感欣慰。其一,设备的可及性革命。设备小巧,价格低廉。医生可将其放在口袋走村串户,真正实现医疗服务"最后一公里"的覆盖。在急救场景中,无论是救护车转运途中,还是灾害救援现场,掌上超声都能迅速投入使用,为患者赢得黄金救治时间。其二,掌上超声操作简便,经过一定培训即可上手。智能辅助系统的加持可显著降低使用门槛,有利于在基层普及超声诊断技术,从而提高基层服务水平,减少转诊,节约医疗资源和成本。其三,诊疗模式创新。这种"口袋里的超声科"不仅缩短了诊断路径,其更深远的意义在于使基层医疗服务升级。这种颠覆性的转变重构了诊疗的流程——在急救现场完成病情评估,在社区门诊筛查肿瘤,在产妇家中监测胎儿状况,慢性病患者再也不必为定期随访而频繁往返三甲医院。掌上超声正使这些过去难以想象的场景成为现实。

这部《掌上超声简易操作指南:全媒体版》汇聚了京山市一线医疗工作者与众多专家的智慧和经验,系统阐述了掌上超声在基层的操作技巧、图谱解析等内容。本书以全媒体版面世,直观而详尽,便于基层医生学习,将为推动掌上超声的普及、提升基层医疗服务能力发挥重要作用。

展望未来,掌上超声应用前景必将迅速拓展。随着 AI 技术与掌上超声的深度融合,基层医生将能实现更精准的智能诊断;远程超声会诊能让偏远地区患者也享受到顶级专家的诊断服务。掌上超声除了在基层医疗、急救等领域外被应用外,还将在家庭健康监测、康养机构体检等领域被广泛应用。掌上超声正以前所未有的力度向全医疗领域延伸,让精准诊断走出三甲医院的高墙,深入社区、乡村、急救现场甚至家庭,必将在为民众提供全方位、全生命周期的健康保障中大显身手。掌上超声可能在一定程度上改写医疗实践的边界。

王金锐

中国医学装备协会超声装备技术分会名誉会长
中国医学影像技术研究会超声分会常务副主任委员
北京大学第三医院超声医学科主任
2025 年 4 月 18 日

序 2

京城连续几天的大风刚停,湛蓝的天空令人心旷神怡。此时收到华中科技大学协和京山医院(京山市人民医院)院长叶霖发来的《掌上超声简易操作指南:全媒体版》的书稿(电子版),迫不及待读完后,深切感受到来自荆楚大地超声的搏动。这部凝结着临床智慧与实践经验的操作指南,不仅是超声技术普及的"导航图",更是推动医疗资源下沉的"催化剂"。掌上超声设备是影像医学历史上的"视诊器",正在逐步替代听诊器,成为21世纪每位医生口袋中的诊疗工具。从"听"到"视"不只是一个字的不同,更是辅助诊断水平质的跃升,城乡基层医生和临床专科医生对这一点感受最深。

2023年3月,国家卫生健康委能力建设和继续教育中心"全国乡村医生综合赋能行动项目工作推进会暨京山市试点启动会"在湖北京山市顺利召开。自此,重塑基层超声医疗新生态的试点拉开了大幕。2年来,我们惊喜地发现:在偏远山区,乡村医生通过掌上超声设备实现了与京山市人民医院超声专家的实时会诊。这种变革背后是掌上超声设备下沉基层的强力支撑。AI辅助诊断使诊断准确率大幅提升,5G技术实现了远程会诊的实时化。我们看到的不仅是掌上超声设备的普及,更是基层医疗服务模式的重构。

国家卫生健康委医疗卫生强基工程的实施,为掌上超声的普及提供了战略机遇。2025年政府工作报告明确要求"促进优质医疗资源扩容下沉"。在县域医共体设备更新项目和乡镇卫生院配备标准中,掌上超声成为基层医疗机构的标准配置。这种政策导向与发展趋势的同频共振,使得这本指南更具有特殊价值。当前乡村医生需要同时承担很多诊疗任务。掌上超声的便携性恰好契合这种需求。它既可以在巡诊时辅助病情评估,也可以入户协助慢性病管理。掌上超声已成为乡村医生的"第三只眼",扩大了基层医疗的服务半径,使村民在家门口就能享受超声诊断服务,并推动基层医疗服务质量实现了质的飞跃。当乡村医生通过掌上超声发现病变时,我们看到的不仅是超声技术的进步,更是掌上超声带来的基层医疗能力跃升。智能掌上超声的基层畅想曲正在谱写之中。AI算法正嵌入设备以自动识别甲状腺结节、颈动脉斑块等常见病和多发病。将掌上超声设备与智能手机连接后,基层医生可以通过App实时获取云端专家的诊断建议,这种"基层检查+云端诊断"的模式,正在重构分级诊疗体系。

更令人期待的是,当可穿戴超声技术成熟后,基层医生或许可以通过智能掌上超声监测慢性病患者的心脏功能,通过贴片式传感器评估肌肉骨骼损伤。这种"超声无处不在"的未来,需要政府通过制度设计为乡村医生拓宽基层服务边界。掌上超声设备的推广应用不仅涉及硬件装备的升级,而且涵盖从技术服务到人文关怀的跨越性提升。这一变革使广大百姓能感受到政府服务的获得感、医疗服务的安全感、健康服务的幸福感。

在序的最后,我想特别提及京山试点中的人文关怀。当长期居家卧床年老患者通过远程掌上超声得到诊断时,设备的冰冷外壳下传递着村医的人文温度。这本指南中强调的走村入户、上门服务的"最后一公里",正是这种人文精神的体现。在医疗资源分布不均的现实下,掌上超声不仅是诊断工具,更是医疗公平的载体。当基层医生手持掌上超声走进偏远村舍,当超声图像穿越山峦传递到城市专家眼前时,我们看到的是"健康中国"战略的具体实践。这本指南的价值正在于它让这种实践变得可操作、可复制、可推广。在此再次致谢指南的编者和广大乡村医生,您们是当代最可爱的健康守护神,也是掌上超声新时代的基层医疗赋能者。

是为序。

国家卫生健康委能力建设和继续教育超声医学专家委员会名誉主委
中国医学装备协会超声装备技术分会常务副秘书长
国家科技部项目专员
2025 年 4 月 16 日于北京

编者按

"小超声"赋能"大健康"

乡村医生是我国医疗卫生服务的"网底",是分级诊疗体系建设的根基,在维护广大农村居民健康方面发挥着不可替代的作用。随着农村经济体制改革和医改工作的深入推进,乡村医生队伍的发展遇到了新的情况和问题,如乡村医生服务能力不足,服务保障机制不完善,加之长期以来对乡村医生赋能的针对性和实用性严重不足,这些问题极大地影响了乡村医生工作的积极性和队伍的稳定性。

为了全面贯彻健康中国战略和乡村振兴战略,加强乡村医生队伍建设,以新的思维构建起有利于乡村医生队伍建设与发展的服务保障体系,相关部门以掌上超声项目推广运用为切入点,通过平台赋能、知识赋能、工具赋能等形式,提升居民健康"守门人"能力,解决乡村医疗公共服务可及性问题,加强县级医院对乡镇卫生院、村卫生室的统筹管理。

20世纪80—90年代,掌上超声由美国率先研发。2016年8月,国内首款智能掌上黑白超声取得注册证。2017年,国内首款无线探头式超声取得注册证。早期掌上超声主要应用于医院内,特别是急诊科、重症医学科、麻醉科、康复科等。近年来,基于远程功能的开发和成熟,掌上超声已经可以应用到各种级别的医疗单位,尤其适合基层医疗单位(社区医院、乡镇卫生院甚至村卫生室)的全科医生及社区医生、家庭医生使用。

掌上超声优势在于便携和可以即时检查,便于普及推广可视化超声在临床各科及基层的应用,从而打造出具有中国特色的"超声诊疗网络",节约患者等待或者转诊的时间和医疗成本,提高医生工作效率,扩大超声使用和覆盖范围。在农村偏远地区及城市社区,医生可携带"视诊器"上门巡诊,将疑难图像即时通过网络上传给上级医院进行远程快速会诊。此外,人口老龄化持续加重,大量行动不便的老年慢性病患者需要经常进行超声检查,"视诊器"将成为每位医生诊疗的得力助手,甚至会在某一天如电子血压计、电子血糖仪那样进入家庭,成为普通老百姓预防保健的常规居家检查工具。

2020年10月,国家卫生健康委能力建设和继续教育中心在浙江泰顺县设立"县域医疗卫生人员服务能力提升工程"远程掌上超声项目的试点。2022年9月,国家卫生健康委能力建设和继续教育中心设立"全国乡村医生综合赋能行动项目"试点,内蒙古鄂尔多斯市、浙江湖州市、山东德州市、湖北京山市、四川达州市被确定为全国五个试点地区。2023年3月,"全国乡村医生综合赋能行动项目工作推进会暨京山市试点启动会"在湖北京山市顺利召开。

湖北京山市以"乡村医生综合赋能行动项目试点城市"为契机,以县域医共体建设为载体,坚持以问题和需求为导向,充分利用现代信息技术和新型医疗器械设备,面向全市乡村医生,促进硬件下沉。掌上超声具备人工智能、远程医疗、小型化、便携的优势,被称为医生口袋里的"视诊器",代表着新超声的发展趋势,能有效提升乡村医生超声诊断服务能力,推动乡村医生进村入户健康检查服务常态化。自试点以来至2024年10月,掌上超声服务京山市14000余例患者,发现各类阳性病例5000余例,推动新超声服务于农村居民、应用于临床一线,进一步打通乡镇村医疗卫生服务的"最后一公里",为全国深入推进乡村医疗卫生健康发展提供了样板。

掌上超声具备操作简单、方便携带的特点,为全科医生、家庭医生、乡村医生进村入户上门服务提供了基本技术保障,尤其在基础疾病的常态化健康检查中可广泛使用。相比于传统超声,掌上超声更轻便、更小巧,可与智能终端搭配使用,还可通过远程平台实现远程会诊和教学,降低用户的使用门槛。作为新一代的超声设备,掌上超声可以将应用场景由传统的医学影像科拓宽到临床多学科乃至社区和家庭。

本书详细介绍了掌上超声的原理、技术特点、临床应用等内容,帮助广大医疗工作者更好地了解和掌握这一先进的医疗设备,提高诊断水平,为患者提供更加优质的医疗服务。本书旨在为广大医疗工作者提供一份全面、系统的掌上超声使用指南。各位读者在使用本指南过程中,如发现问题,请及时指出!

编　者

目录
Mulu

第一章 应用实例 /1
  一、体表触及包块时(以右上肢无痛性包块为例) /1
  二、感觉疼痛时(以外伤后左上腹疼痛为例) /2

第二章 掌超使用指南 /3
  一、掌超仪器介绍及基本操作方法 /3
  二、掌超检查基本操作示意图 /7

第三章 掌超检查体表标记图示 /21

第四章 掌超检查常用指南(初级篇) /25
  一、体表触及包块时 /25
  二、感觉疼痛时 /27

第五章 掌超检查常用指南(高级篇) /29
  一、腹部摸到包块时 /29
  二、感觉疼痛时 /30

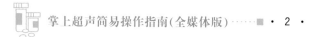

第六章 常见掌超图谱解析	/32
一、掌超常见回声介绍	/32
二、常见疾病掌超图谱	/34
三、常见检查部位正常超声图谱	/77
第七章 常见疾病基础知识与处理建议	/97
主要参考文献	/170

第一章
应用实例

本书主要介绍"体表触及包块时"和"感觉疼痛时"这两种典型病症下与其相关的常见疾病的超声诊断依据,以及掌上超声(简称掌超)的基本使用技巧和操作方法。本书从通俗易懂的角度将超声诊断的理论知识和操作技巧结合起来,方便读者快速掌握,具有易学易用的特点,适用于各级医疗卫生从业人员以及非专业的普通人群。

具体使用步骤如下。

一、体表触及包块时(以右上肢无痛性包块为例)

第一步:根据第二章介绍的掌超仪器使用方法和右上肢检查的基本操作示意方法,打开掌超探头和平板电脑(或手机)。

第二步:根据本书第三章体表标记图示,明确具体检查部位(5.右上肢),开始进行检查,存储图像。

第三步:根据第四章掌超检查常用指南(初级篇)列表,

找到右上肢发现无痛性包块可能的诊断为"D1.脂肪瘤"。

第四步:根据第六章中"P1.脂肪瘤"的超声表现图谱,与掌超检查存储的图像对比,即可得出包块的初步诊断为"D1.脂肪瘤"。

如果需要,可以根据第七章关于"D1.脂肪瘤"的详细介绍,明确下一步的处理方式。

二、感觉疼痛时(以外伤后左上腹疼痛为例)

第一步:根据第二章介绍的掌超仪器使用方法和左上腹检查的基本操作示意方法,打开掌超探头和平板电脑(或手机)。

第二步:根据本书第三章体表标记图示,明确具体检查部位(8.左上腹),开始进行检查,存储图像。

第三步:根据第五章掌超检查常用指南(高级篇)列表,找到外伤后左上腹疼痛可能的诊断为"D35.脾破裂"。

第四步:根据第六章中"P35.脾破裂"的超声表现图谱,与掌超检查存储的图像对比,即可得出疼痛的初步诊断为"D35.脾破裂"。

如果需要,可以根据第七章关于"D35.脾破裂"的详细介绍,明确下一步的处理方式。

第二章
掌超使用指南

一、掌超仪器介绍及基本操作方法

掌超仪器是一种小型、便携、能实时复合成像的超声设备。随着超声技术的快速发展,"触屏""人工智能"等现代元素的加入,掌超优势日益突出,应用市场呈现出快速增长的趋势。目前市面上掌超品牌众多,国产、进口品牌均有相应产品推出。本书以华中科技大学同济医学院附属协和医院和华中科技大学协和京山医院的超声科使用的掌超设备为例,介绍掌超仪器及其基本操作方法。

掌超仪器包括掌超探头和平板电脑(或手机)。

掌超探头为无线充电探头,两端分别为线阵探头和凸阵探头,用于超声检查;平板电脑(或手机)上安装掌超应用软件,用于检查时显示和存储超声图像。

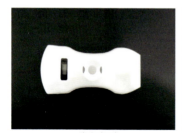
掌超探头

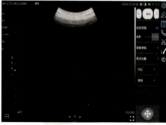
平板电脑界面

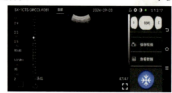
手机界面

掌超探头	图 示	检查部位
线阵探头	线阵探头	用于检查体表包块、甲状腺、乳腺等浅表部位

续表

掌超探头	图　　示	检查部位
凸阵探头	凸阵探头	用于检查肝脏、胆囊、胰腺、脾脏、肾脏、子宫附件、膀胱及前列腺等腹腔脏器

掌超探头开机后,长按电源键3秒,可以实现线阵探头与凸阵探头之间的切换。

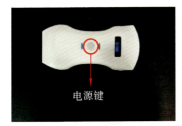

电源键

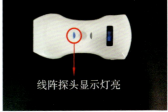

线阵探头显示灯亮

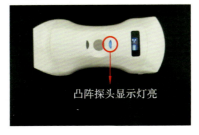

凸阵探头显示灯亮

设备使用步骤:

第一步:必须选择网络信号连续通畅的地方,打开掌超探头及平板电脑(或手机),点开设置里面的移动网络,选择高级设置,通过 Wi-Fi 直连连接掌超探头。

第二步:点开平板电脑(或手机)上的掌超应用软件,输入账号、密码进入系统后即可开始检查。输入患者基本信息,检查体表包块、甲状腺、乳腺等浅表部位选择线阵探头,检查深部内脏器官选择凸阵探头。常规使用 B 模式,需要观察病变部位血流情况时切换到 C 模式(平板电脑或手机界面右上角)。

第三步:检查过程中发现可疑阳性病灶图像时按"❄"键冻结图像,再按"✂"键采集图像保存至本地相册。

第四步:检查结束后,从本地相册调出存储的图片,对照指南图谱得出初步诊断。

操作视频

掌超设备使用步骤

二、掌超检查基本操作示意图

(一)掌超检查常用体位

患者可取仰卧位、俯卧位、右侧卧位、左侧卧位(如下图所示)。检查者一般位于患者右侧。

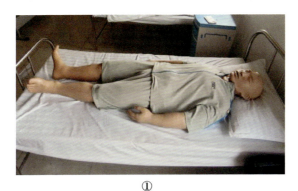

①

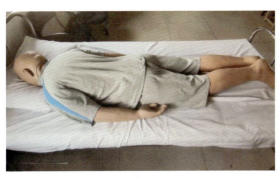

②

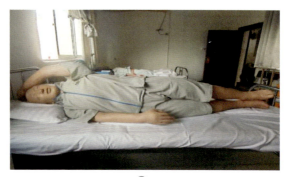

③

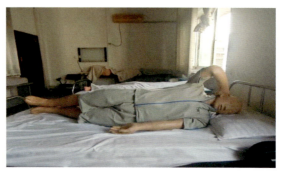

④

①仰卧位:身体平躺,面部朝上、背部朝下,四肢放平。

②俯卧位:面部朝下、背部朝上趴着,四肢伸展或稍弯曲。

③右侧卧位:头部和身体偏向右侧,右手平放,左手抱头。

④左侧卧位:头部和身体偏向左侧,左手平放,右手抱头。

(二)身体各部位超声检查操作示意图

1. 躯干腹壁、颈部、四肢体表皮下包块检查操作示意图

超声检查方法基本一致。根据包块所在位置选择合适体位,以左上肢包块和颈部包块为例,具体操作方法如下。

(1)左上肢包块:患者取仰卧位,胳膊放平,充分暴露包块周围皮肤(如下图所示),涂抹耦合剂,探头置于包块所在地方(黄色五角星处),以包块为中心,横向从左往右、纵向从下往上进行滑行检查。

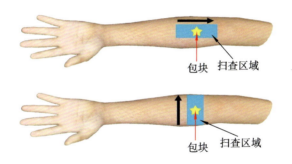

包块　扫查区域

包块　扫查区域

操作视频

左上肢包块检查操作方法

(2)颈部包块:患者取侧卧位,充分暴露颈部皮肤(如下图所示),涂抹耦合剂,探头置于颈部包块处(黄色五角星处),从上往下、从前往后动态扫查。

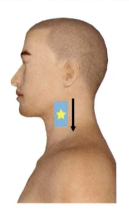
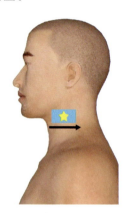

2. 甲状腺检查操作示意图 患者取仰卧位,充分暴露颈部皮肤,涂抹耦合剂,探头置于颈前区扫查。具体操作手法如下图所示,以颈前区为扫查范围,从上往下、从左往右动态扫查。

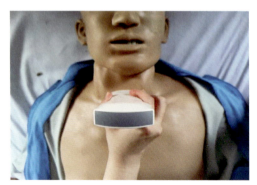

甲状腺峡部检查切面

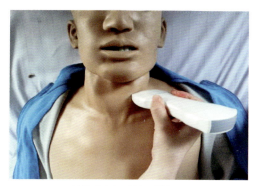

甲状腺左侧叶检查横切面

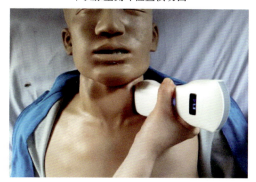

甲状腺左侧叶检查纵切面

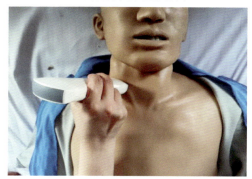

甲状腺右侧叶检查横切面

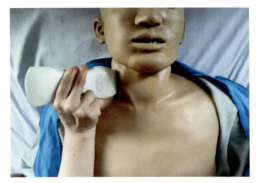

甲状腺右侧叶检查纵切面

操作视频

甲状腺检查操作方法

3. 胸壁乳腺包块检查操作示意图 患者取仰卧位，涂抹耦合剂，探头置于双侧乳房区域，检查需以乳头为中心，上下左右覆盖整个乳房区域，呈扇形动态扫查（如下图所示）。（黑色箭头为单次扫查方向，蓝色方块为单次扫查探头覆盖的区域，多次扫查以确保整个乳房区域都覆盖到）

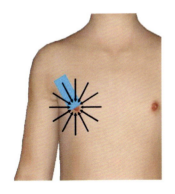 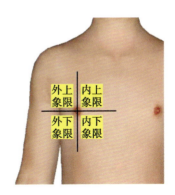

操作视频

乳腺检查操作方法

4. 腹部检查操作示意图 患者取仰卧位,涂抹耦合剂,探头置于剑突下,左、右侧腹部以及下腹部的检查如下图所示位置。从上往下、从左往右动态连续滑行扫查。

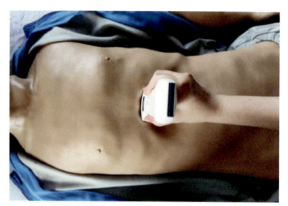

检查胰腺切面(剑突下横切面)

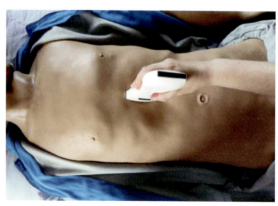

检查肝左叶切面(剑突下纵切面)

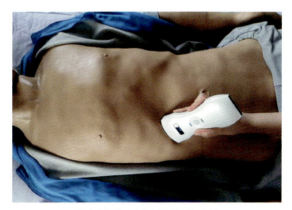

检查肝胆切面(右肋缘下切面)

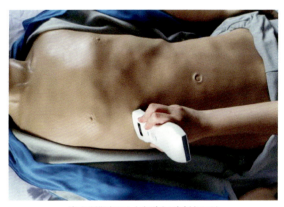

检查肝胆切面(右肋间隙斜切面)

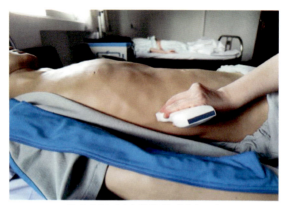

检查右肾(右侧腰部仰卧位切面)

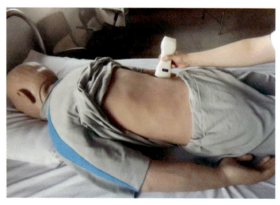

检查右肾(右侧腰部俯卧位切面)

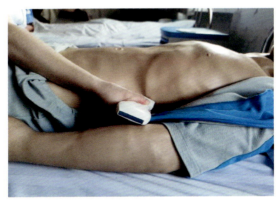

检查左肾(左侧腰部仰卧位切面)

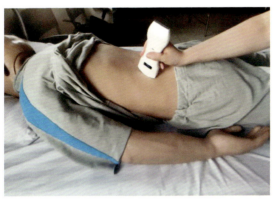

检查左肾(左侧腰部俯卧位切面)

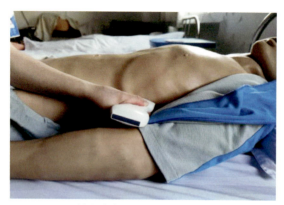

检查脾脏(左侧肋间隙切面)

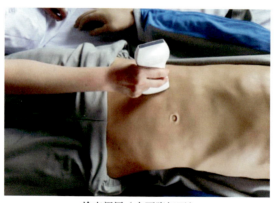

检查阑尾(右下腹切面)

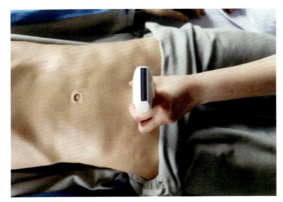

检查下腹部横切面

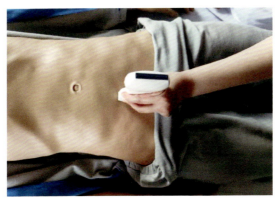

检查下腹部纵切面

操作视频

肝、胆、脾、胰
检查操作方法

肾、输尿管、
膀胱检查操作方法

前列腺检查操作方法

子宫、卵巢检查操作方法

阑尾检查操作方法

第三章

掌超检查体表标记图示

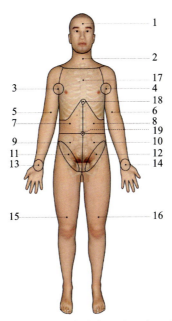

1.头部 2.颈部 3.右侧腋窝 4.左侧腋窝 5.右上肢 6.左上肢 7.右上腹
8.左上腹 9.右下腹 10.左下腹 11.右腹股沟 12.左腹股沟 13.右腕关节
14.左腕关节 15.右下肢 16.左下肢 17.胸部 18.剑突 19.脐

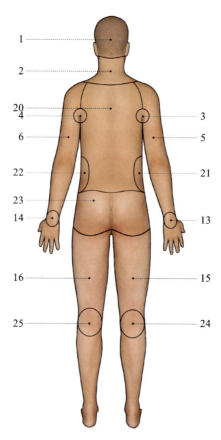

1.头部 2.颈部 3.右侧腋窝 4.左侧腋窝 5.右上肢 6.左上肢 13.右腕关节 14.左腕关节 15.右下肢 16.左下肢 20.背部 21.右腰部 22.左腰部 23.臀部 24.右腘窝 25.左腘窝

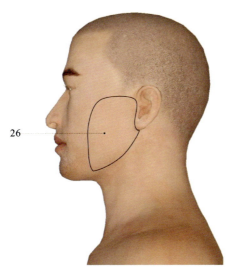

26.耳前区

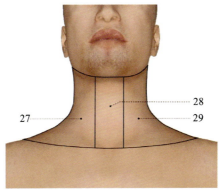

27.右侧颈部　28.颈前区　29.左侧颈部

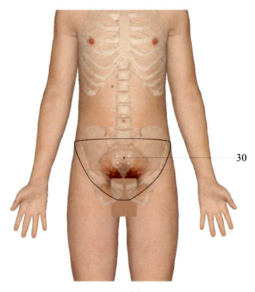

30.下腹部

第四章
掌超检查常用指南
（初级篇）

一、体表触及包块时

部位编号（第三章）	包块部位	临床表现	超声表现图谱（第六章）	初步诊断（第七章）
1	头部	无痛性包块,质软	(P1-1、P1-2)	D1.脂肪瘤
		包块表面肤色改变,部分伴疼痛	(P2-1、P2-2)	D2.皮脂腺囊肿
2、27、28、29	颈部	双侧颈部包块,用手推动可有滑动感,部分伴疼痛	(P4-1、P4-2)	D4.淋巴结肿大
		颈部增粗,有时伴眼球突出	(P9-1、P9-2)	D9.甲亢
		颈前区触及包块	(P10-1、P10-2)	D10.甲状腺囊肿

续表

部位编号 (第三章)	包块 部位	临床表现	超声表现图谱 (第六章)	初步诊断 (第七章)
2、27、28、29	颈部	颈前区触及包块	(P11-1、P11-2)	D11.甲状腺腺瘤
		颈前区触及包块	(P12-1、P12-2)	D12.甲状腺癌
5、6、15、16	四肢	无痛性包块,质软	(P1-1、P1-2)	D1.脂肪瘤
		多在外伤后出现包块,包块部位疼痛	(P3-1、P3-2)	D3.肌层血肿
20	背部	无痛性包块,质软	(P1-1、P1-2)	D1.脂肪瘤
		包块表面肤色改变,部分伴疼痛	(P2-1、P2-2)	D2.皮脂腺囊肿
3、4	腋窝	用手推动可有滑动感,部分伴疼痛	(P4-1、P4-2)	D4.淋巴结肿大
		腋窝可触及隆起性包块,质软,偶有疼痛	(P5-1、P5-2)	D5.腋窝副乳腺
11、12	腹股沟区	用手推动可有滑动感,部分伴疼痛	(P4-1、P4-2)	D4.淋巴结肿大
13、14	手腕处	手腕摸到隆起包块,多无痛	(P6-1、P6-2)	D6.腱鞘囊肿
24、25	腘窝	膝关节后方腘窝摸到包块,质软	(P7-1、P7-2)	D7.腘窝囊肿

续表

部位编号 (第三章)	包块 部位	临床表现	超声表现图谱 (第六章)	初步诊断 (第七章)
23	臀部	臀部摸到包块,质软,有时伴疼痛	(P8-1、P8-2)	D8.坐骨结节囊肿
17	胸部	无痛性包块,质软	(P1-1、P1-2)	D1.脂肪瘤
		乳房区摸到包块,质软,活动度好	(P13-1、P13-2)	D13.乳腺囊肿
		乳房区摸到包块,活动度好	(P14-1、P14-2)	D14.乳腺纤维腺瘤
		乳房区摸到包块,质硬,活动度差,多同时在同侧腋窝摸到包块	(P15-1、P15-2)	D15.乳腺癌

二、感觉疼痛时

部位编号 (第三章)	疼痛 部位	临床表现	超声表现图谱 (第六章)	初步诊断 (第七章)
2、27、28、29	颈部	疼痛并可触及包块	(P16-1、P16-2)	D16.颈部淋巴结炎
7	右上腹	油腻饮食后右上腹剧烈疼痛	(P17-1、P17-2、P17-3、P17-4)	D17.胆囊结石、胆囊炎

续表

部位编号 (第三章)	疼痛部位	临 床 表 现	超声表现图谱 (第六章)	初步诊断 (第七章)
21、22	腰部	两侧腰部剧烈疼痛	(P18-1、P18-2)	D18.肾结石
		两侧腰部胀痛	(P19-1、P19-2)	D19.肾积水
		两侧腰或下腹痛伴血尿	(P20-1、P20-2)	D20.输尿管结石
30	下腹部	尿频、尿急、尿痛、血尿	(P21-1、P21-2)	D21.膀胱结石
9	右下腹	右下腹压痛、反跳痛,伴发热,血常规示白细胞计数升高	(P22-1、P22-2)	D22.急性阑尾炎

第五章

掌超检查常用指南（高级篇）

一、腹部摸到包块时

部位编号（第三章）	包块部位	临 床 表 现	超声表现图谱（第六章）	初步诊断（第七章）
7	右上腹右肋缘下	右肋缘下摸到包块，质硬，伴腹痛、消瘦	(P23-1、P23-2)	D23.巨块型肝癌
8	左上腹左肋缘下	左肋缘下摸到包块，质硬	(P24-1、P24-2)	D24.脾大
30	下腹部	女性患者下腹部摸到包块，质硬，伴月经量多	(P25-1、P25-2)	D25.子宫肌瘤

续表

部位编号（第三章）	包块部位	临床表现	超声表现图谱（第六章）	初步诊断（第七章）
30	下腹部	女性患者下腹部摸到包块	(P26-1、P26-2)	D26.卵巢囊肿
		排尿困难，下腹胀痛	(P27-1、P27-2)	D27.尿潴留
		腹部膨隆伴下肢水肿	(P28-1、P28-2)	D28.腹腔大量积液

二、感觉疼痛时

部位编号（第三章）	疼痛部位	临床表现	超声表现图谱（第六章）	初步诊断（第七章）
2、27、28、29	颈部	剧烈疼痛，可伴发热	(P29-1、P29-2)	D29.亚急性甲状腺炎
26	双侧耳前	疼痛并可触及包块	(P30-1、P30-2)	D30.急性腮腺炎
7	右上腹	患者突发右上腹剧烈疼痛伴皮肤黄染	(P31-1、P31-2)	D31.胆总管结石

续表

部位编号（第三章）	疼痛部位	临 床 表 现	超声表现图谱（第六章）	初步诊断（第七章）
7	右上腹	右上腹疼痛伴发热	(P32-1、P32-2)	D32.肝脓肿
		外伤引起右上腹剧烈疼痛	(P33-1、P33-2)	D33.肝破裂
18	上腹正中剑突下	暴饮暴食后上腹正中剧烈疼痛	(P34-1、P34-2)	D34.急性胰腺炎
8	左上腹	外伤后左上腹疼痛	(P35-1、P35-2)	D35.脾破裂
30	下腹部	女性患者突发下腹痛,有停经史	(P36-1、P36-2)	D36.异位妊娠破裂
		女性患者月经中期突发下腹痛	(P37-1、P37-2)	D37.黄体破裂
		下腹不适,无痛性肉眼血尿	(P38-1、P38-2)	D38.膀胱肿瘤
		男性患者下腹不适伴尿频、排尿不畅	(P39-1、P39-2)	D39.前列腺炎
			(P40-1、P40-2)	D40.前列腺增生
		小儿腹部剧痛,果酱样大便,腹部腊肠样包块	(P41-1、P41-2)	D41.肠套叠

第六章

常见掌超图谱解析

一、掌超常见回声介绍

回声编号	回声类别	图片示例	相应器官及病灶回声
①	无回声		肝囊肿、胰腺囊肿、脾囊肿、肾囊肿、卵巢囊肿、胆囊充盈时、膀胱充盈时等均为无回声

续表

回声编号	回声类别	图片示例	相应器官及病灶回声
②	低回声		淋巴结,甲状腺、乳腺实性结节,子宫肌瘤,少数肝血管瘤,肝癌等病变可呈现低回声
③	等回声		甲状腺结节、副脾、肾脏肿瘤、子宫腺肌瘤等可为等回声
④	高回声		脂肪瘤、错构瘤、胆囊息肉等为高回声

续表

回声编号	回声类别	图片示例	相应器官及病灶回声
⑤	强回声	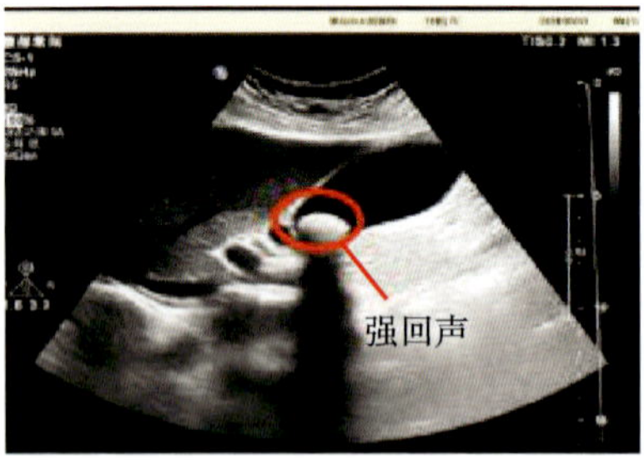 强回声	胆囊结石、肾结石、胆总管结石或钙化灶等为强回声,后方常伴声影

二、常见疾病掌超图谱

P1. 脂肪瘤

【掌超表现】 一般表现为与皮肤长轴平行的椭圆形或扁形肿块,内部回声可为高回声、等回声,包块边界一般清晰,加压可变形。

P2. 皮脂腺囊肿

【掌超表现】 一般边界清晰,呈椭圆形,侧方有声影,内部为均匀点状低回声,多位于皮肤层。

第六章 常见掌超图谱解析 · 35 ·

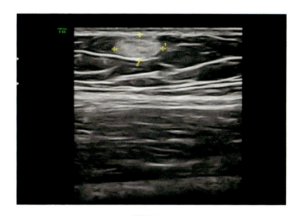

图 P1-1

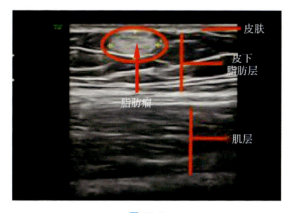

图 P1-2

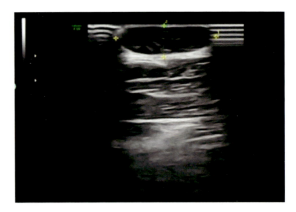

图 P2-1

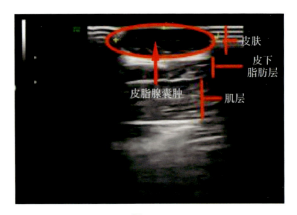

图 P2-2

P3.肌层血肿

【掌超表现】 表现为梭形或不规则形低回声区,边界清晰或模糊,内部回声不均,彩色多普勒超声无明显血流信号。

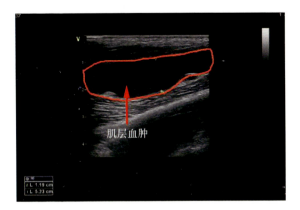

图 P3-1

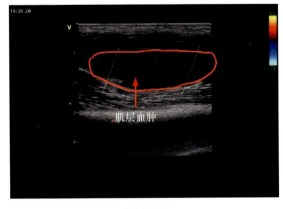

图 P3-2

P4. 淋巴结肿大

【掌超表现】 边界清晰,呈椭圆形,炎症时淋巴结内可见稍丰富树枝样血流信号(红色、蓝色)。

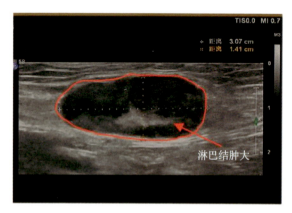

图 P4-1

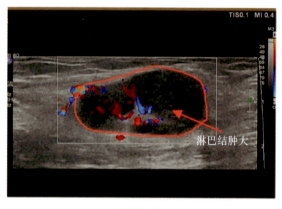

图 P4-2

P5. 腋窝副乳腺

【掌超表现】 腋窝皮下脂肪层内可见与正常乳腺腺体类似回声,可见条索状回声减低区与稍高回声区相间。

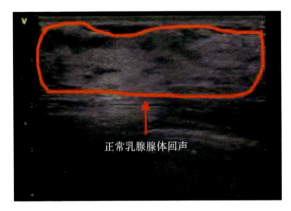

图 P5-1

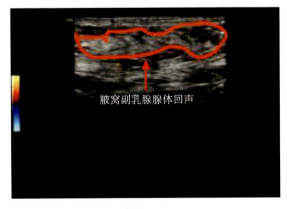

图 P5-2

P6. 腱鞘囊肿

【掌超表现】 类圆形或不规则无回声区,偶可见分隔,边界清晰,后方回声增强,彩色多普勒超声可见无回声区周边少量血流信号。

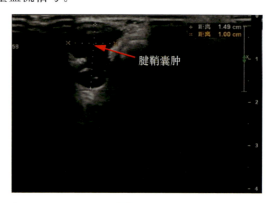

图 P6-1

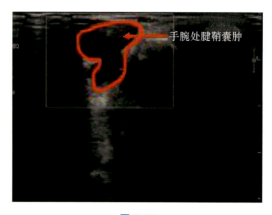

图 P6-2

P7. 腘窝囊肿

【掌超表现】 腘窝皮下软组织内可见无回声区,边界清晰,壁薄、光滑,内部回声均匀,部分可见散在强回声光点或光斑,少数可见强回声分隔。

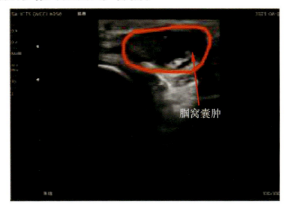

图 P7-1

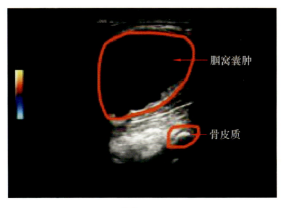

图 P7-2

P8. 坐骨结节囊肿

【掌超表现】 臀部皮下软组织内可见无回声区,边界大多清晰,壁薄或厚,内部可无回声,部分可见散在强回声光点、光斑或强回声分隔。

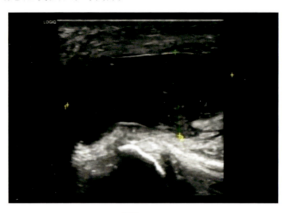

图 P8-1

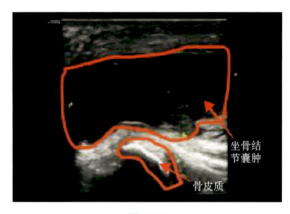

图 P8-2

P9. 甲亢

【掌超表现】 甲状腺呈弥漫性增大,内部回声不均,呈密集点状分布,彩色多普勒超声提示甲状腺内血流信号异常丰富。

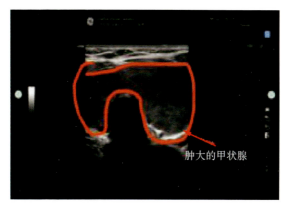

图 P9-1

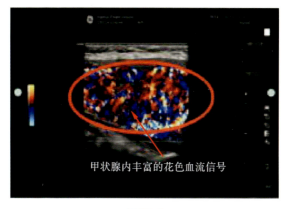

图 P9-2

P10. 甲状腺囊肿

【掌超表现】 甲状腺实质内可见大小不等的圆形或类圆形无回声区,边界清晰,壁薄。

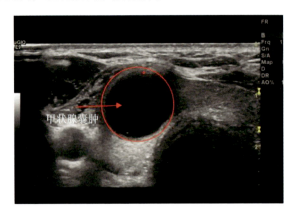

图 P10-1

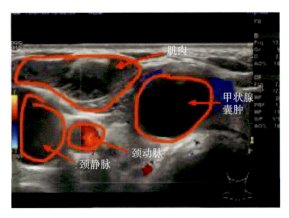

图 P10-2

P11. 甲状腺腺瘤

【掌超表现】 甲状腺实质内可见圆形或类圆形等回声区或低回声区,大小不等,内部回声随结节病理性质不同而表现不同,边界清晰,彩色多普勒超声可见周边或内部出现血流信号。

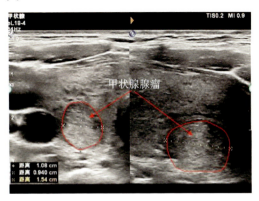

图 P11-1

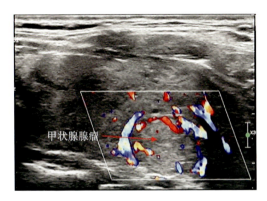

图 P11-2

P12. 甲状腺癌

【掌超表现】 甲状腺内可见低回声区,形态不规则,可见肿瘤浸润,侵蚀性生长成纵向(纵横比＞1),边缘可见毛刺征,内部可出现点状、细小强回声钙化灶或粗大钙化斑,后方伴声影,彩色多普勒超声多可见肿瘤内部出现血流信号。

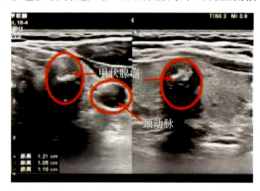

图 P12-1

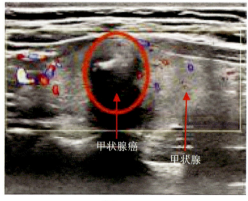

图 P12-2

P13. 乳腺囊肿

【掌超表现】 单纯乳腺囊肿的乳腺腺体内可见无回声区,可单发或多发,大小不等,呈圆形或类圆形,后方回声显著增强。

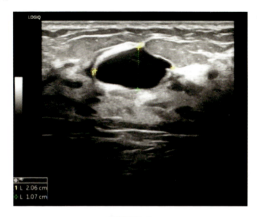

图 P13-1

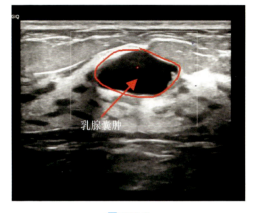

图 P13-2

P14. 乳腺纤维腺瘤

【掌超表现】 乳腺腺体内可见低回声区,呈圆形、椭圆形或分叶状,边界清晰,有完整包膜,内部回声均匀,可有侧方声影,与周围组织无粘连,加压时可轻度压缩;彩色多普勒超声多无特异性表现。

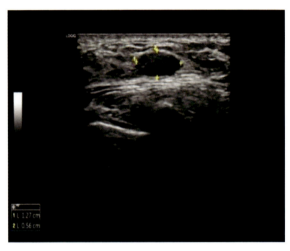

图 P14-1

P15. 乳腺癌

【掌超表现】 乳腺腺体内可见低回声区,边界不清。乳腺癌体积较小时,形态可规则或不规则,体积较大时,形态多不规则,边缘可见分叶及毛刺征,纵横比>1,内部回声不均,多可见点状、细小强回声钙化灶,也可见粗大钙化斑,

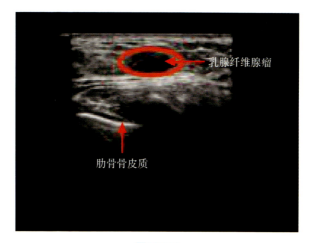

图 P14-2

彩色多普勒超声可见肿瘤内部出现血流信号,频谱多普勒超声多见高速、高阻信号。

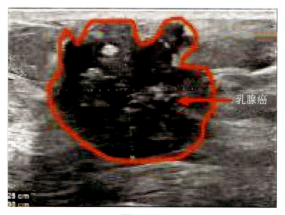

图 P15-1

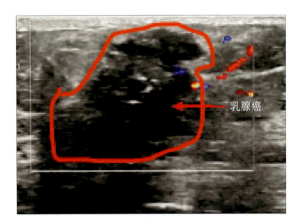

图 P15-2

P16. 颈部淋巴结炎

【掌超表现】 边界清晰,呈椭圆形或梭形,呈低回声,彩色多普勒超声可见稍丰富血流信号。

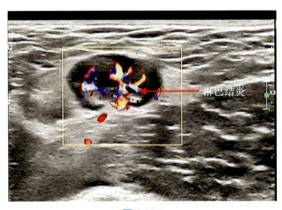

图 P16-1

第六章 常见掌超图谱解析 · 51 ·

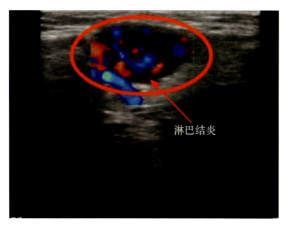

图 P16-2

P17. 胆囊结石、胆囊炎

【掌超表现】 胆囊壁增厚,腔内可见强回声光团,多伴有声影(与结石成分相关),改变体位时,声影沿重力方向移动。

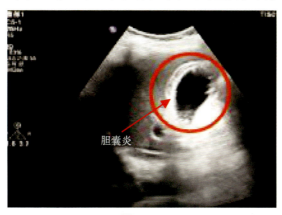

图 P17-1

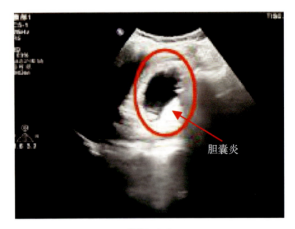

图 P17-2

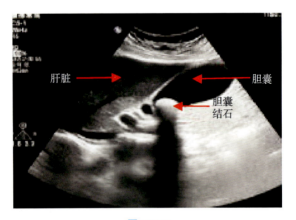

图 P17-3

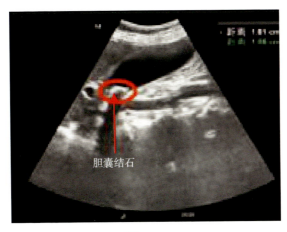

图 P17-4

P18. 肾结石

【掌超表现】 肾脏内可见强回声光团,后方伴声影。

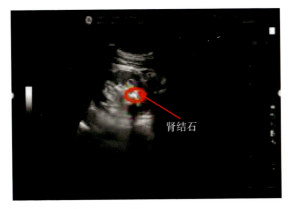

图 P18-1

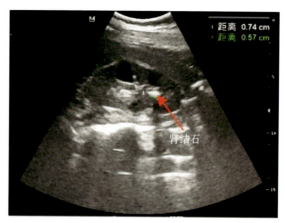

图 P18-2

P19. 肾积水

【掌超表现】 肾集合系统回声光点群分离,内可见液性暗区。

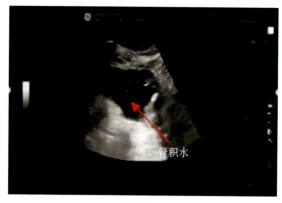

图 P19-1

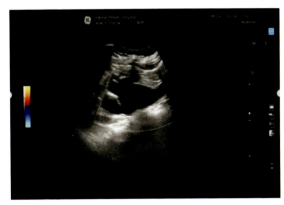

图 P19-2

P20.输尿管结石

【掌超表现】 输尿管内径扩张,内可见强回声光团,后方伴声影,堵塞严重时可见患侧肾盂积水。

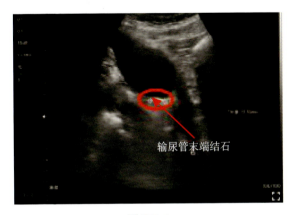

图 P20-1

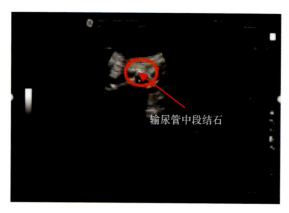

图 P20-2

P21. 膀胱结石

【掌超表现】 膀胱后壁可见单个或多个强回声光团,后方伴声影,声影位置随体位改变而移动。

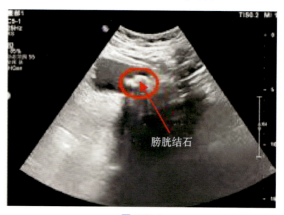

图 P21-1

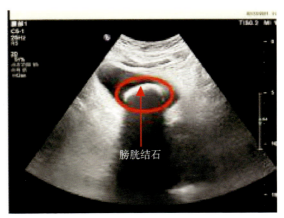

图 P21-2

P22. 急性阑尾炎

【掌超表现】 右下腹探及管状阑尾回声,阑尾肿大,壁增厚,呈双层征,阑尾腔内可见积液或团絮状沉积物或强回声粪石,脓肿形成时周边可见网膜回声包绕及液性暗区。

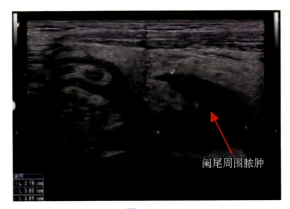

图 P22-1

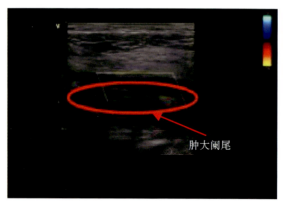

图 P22-2

P23. 巨块型肝癌

【掌超表现】 多数癌结节具有完整或不完整的包膜,形态多不规则,内部回声多不均匀,可为低回声、高回声及混合性回声;少数癌结节周围有窄暗环,为癌结节压迫周围肝实质或小血管而形成的"周围血管征"。

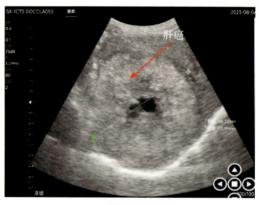

图 P23-1

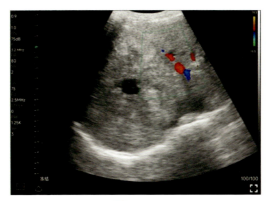

图 P23-2

P24. 脾大

【掌超表现】 脾肋间斜切面略呈半月形或近似三角形,轮廓清晰,表面整齐、光滑,实质回声均匀,回声强度略低于肝(肋间斜切面上的最大厚度大于 4 cm 则诊断为脾大)。

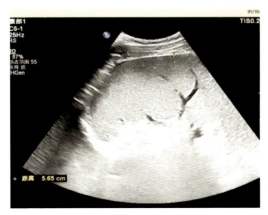

图 P24-1

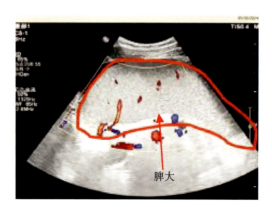

图 P24-2

P25. 子宫肌瘤

【掌超表现】 子宫肌瘤病灶多呈低回声,也可呈等回声或高回声,若肌瘤变性,则表现为相应回声改变,液化时可见无回声区,钙化时可见强回声光斑。

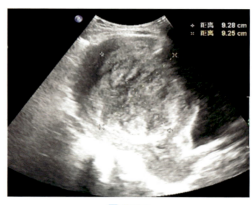

图 P25-1

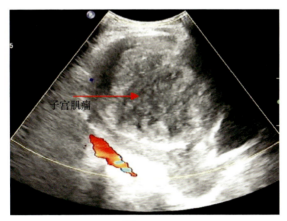

图 P25-2

P26. 卵巢囊肿

【掌超表现】 卵巢囊肿呈无回声,类圆形,囊壁可厚、可薄,壁多光滑,因囊肿内成分不同而表现出相应回声变化。

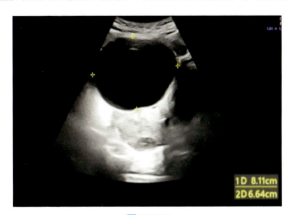

图 P26-1

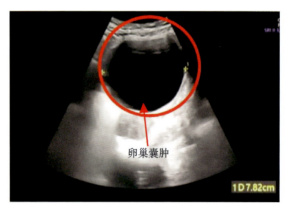

图 P26-2

P27. 尿潴留

【掌超表现】 超声表现为膀胱过度充盈。

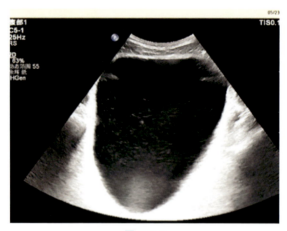

图 P27-1

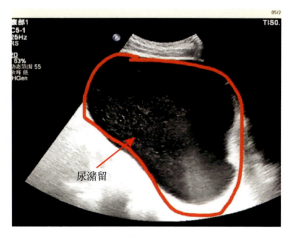

图 P27-2

P28. 腹腔大量积液

【掌超表现】 腹腔可见大量液性暗区。

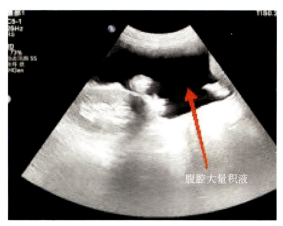

图 P28-1

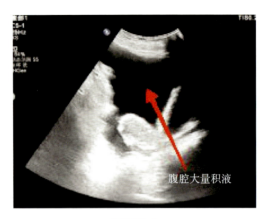

图 P28-2

P29. 亚急性甲状腺炎

【掌超表现】 超声表现为患侧甲状腺肿大,其与颈前肌之间分界不清,甲状腺内可见散在片状低回声区,边界模糊;触诊可感觉甲状腺表面呈硬质板状。

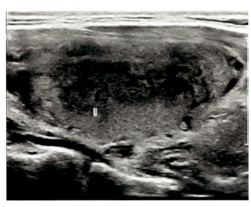

图 P29-1

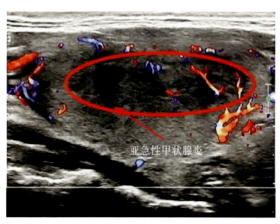

图 P29-2

P30.急性腮腺炎

【掌超表现】 超声表现为腮腺腺体增大、回声不均且减低,周边可见肿大淋巴结。

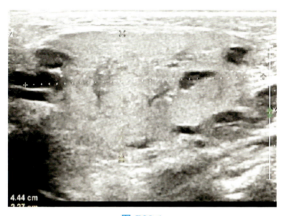

图 P30-1

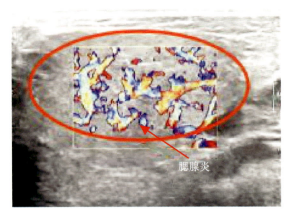

图 P30-2

P31. 胆总管结石

【掌超表现】 超声可见胆总管内强回声光团,后方伴声影。

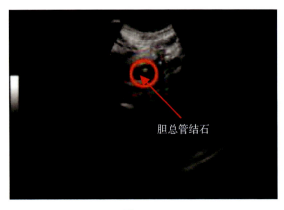

图 P31-1

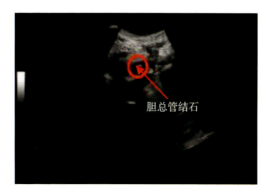

图 P31-2

P32. 肝脓肿

【掌超表现】 可单发或多发,典型者壁厚,且整个脓肿壁的厚度不均,一般外壁比较光整,内壁常极不平整,如虫蚀样。内部回声可为低回声或混合性回声,或无回声。

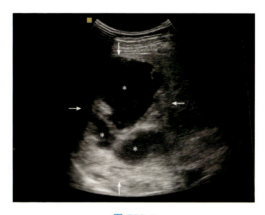

图 P32-1

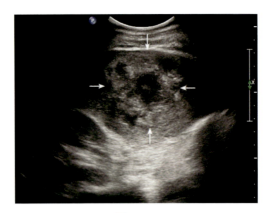

图 P32-2

P33. 肝破裂

【掌超表现】 肝包膜回声中断,肝实质内探及片状非均质区,部分可见非均质区自实质中央延伸至包膜下,此类型可于肝肾间隙、盆腹腔内探及积液(积血)。

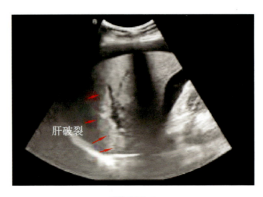

图 P33-1

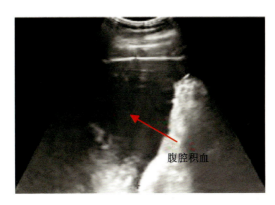

图 P33-2

P34. 急性胰腺炎

【掌超表现】 胰腺弥漫性肿大,部分仅表现为局部肿大。由于胰腺间质水肿、充血和炎症细胞浸润,其实质回声减低,严重者可无回声。由于肿大胰腺的压迫,其后方血管常显示不清。

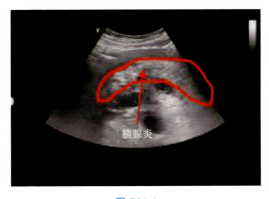

图 P34-1

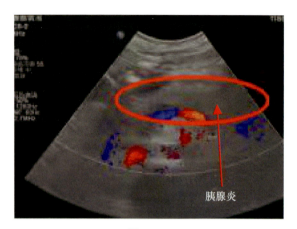

图 P34-2

P35. 脾破裂

【掌超表现】 肋间斜切面可见脾稍肿大,内部回声不均,内可见无回声区及散在低回声区。脾破裂导致包膜不完整时,腹腔内可测及游离性无回声区(腹腔积血)。

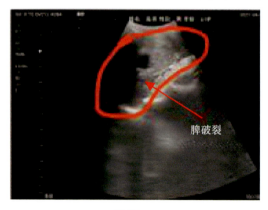

图 P35-1

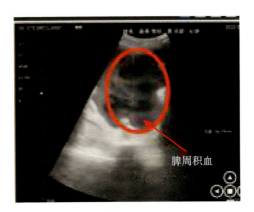

图 P35-2

P36. 异位妊娠破裂

【掌超表现】 宫腔内未见孕囊回声,内膜较厚,子宫外、子宫附件处、卵巢旁可见包块回声,多为混合性包块(常为较厚的高回声区,内可见小的无回声区),异位妊娠破裂常伴盆腔大量积血。

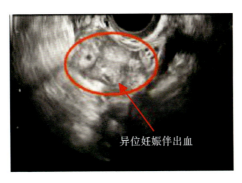

图 P36-1

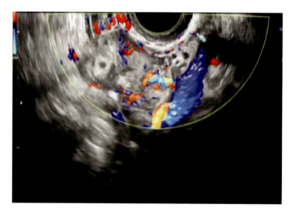

图 P36-2

P37. 黄体破裂

【掌超表现】 超声表现为子宫附件区可见混合性回声区,为原有黄体囊肿破裂后形态,彩色多普勒超声可见环状血流信号,常伴盆腔大量积液。

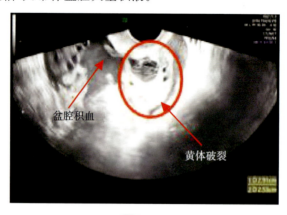

图 P37-1

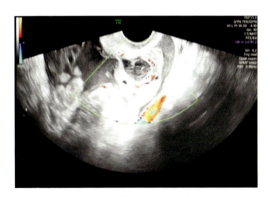

图 P37-2

P38. 膀胱肿瘤

【掌超表现】 膀胱壁增厚,多为局限性增厚,呈低回声或中等强回声光团,向膀胱腔内突起,边缘清晰,后方无声影,改变体位时声影不移动或轻微晃动。肿瘤多呈乳头状、结节状、菜花状或不规则状,瘤蒂与膀胱壁多相连,浸润性生长者无蒂。

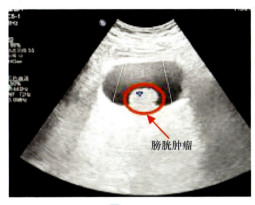

图 P38-1

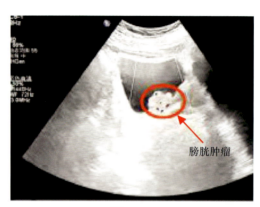

图 P38-2

P39. 前列腺炎

【掌超表现】 前列腺轻度增大,结构界限不清晰,其内回声减低,呈散在低回声,有不均匀回声光点,边缘不光滑,内外腺交界处见增强斑状回声,其大小和分布不一。

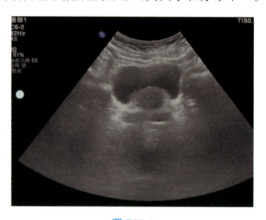

图 P39-1

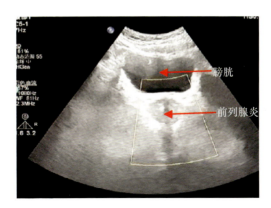

图 P39-2

P40. 前列腺增生

【掌超表现】 前列腺各径测值增大(大于 4 cm×3 cm×2 cm),前后径增大最为明显,内腺呈瘤样增大,向膀胱腔内隆起,回声欠均匀,增生的内腺的血流信号增多。

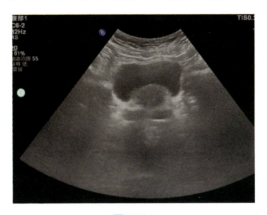

图 P40-1

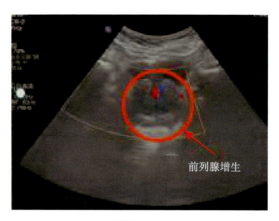

图 P40-2

P41. 肠套叠

【掌超表现】 腹部可见边界清晰的包块,横断面呈大环套小环的特征表现,即"同心圆征"或"靶环征";套叠部分的纵断面呈"套筒征"或"假肾征"。

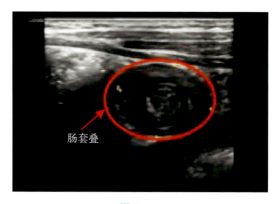

图 P41-1

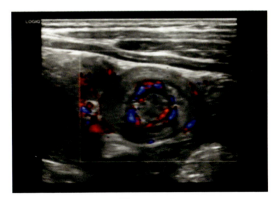

图 P41-2

三、常见检查部位正常超声图谱

1. 浅表部位

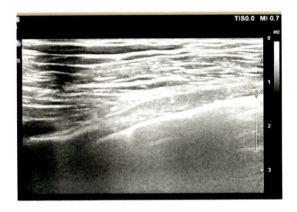

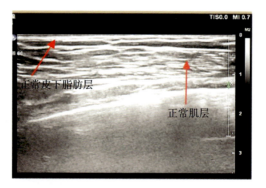

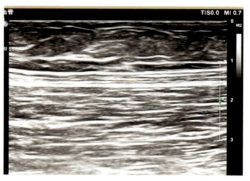

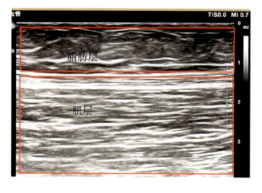

2. 肝

(1)肝左叶:

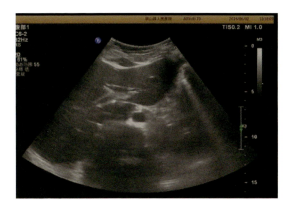

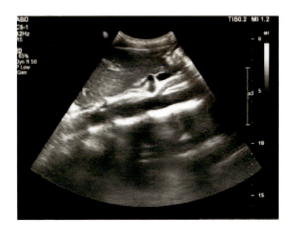

(2)肝右叶：

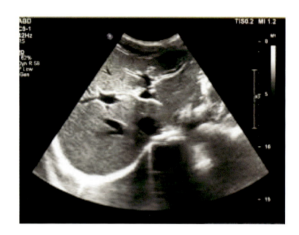

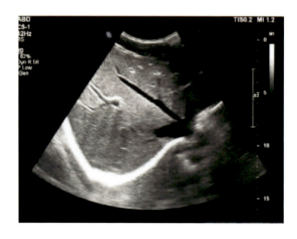

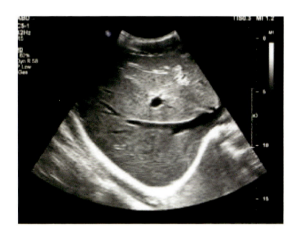

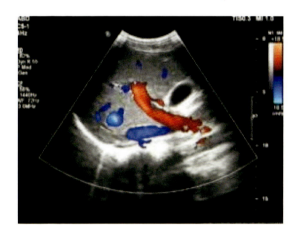

3.胆囊及胆道

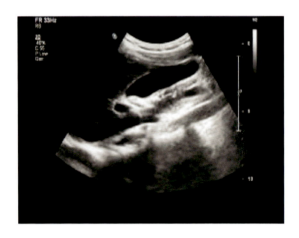

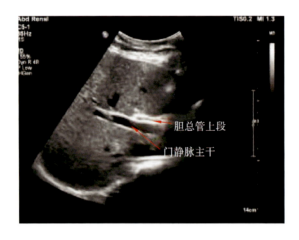

4. 胰

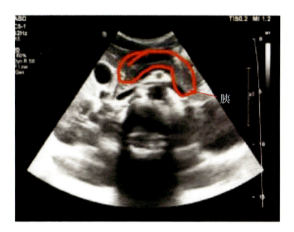

胰

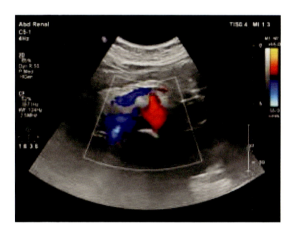

5. 脾

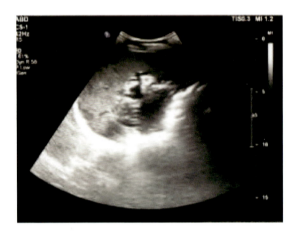

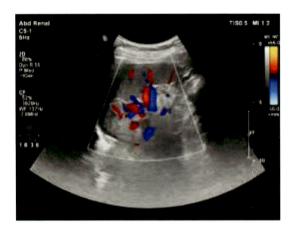

6. 肾

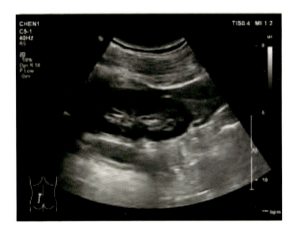

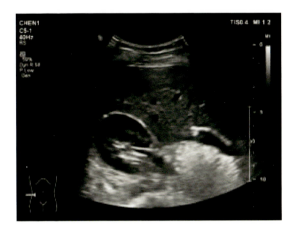

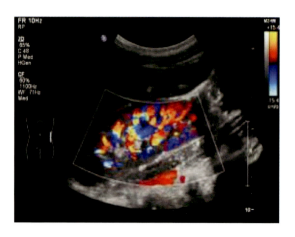

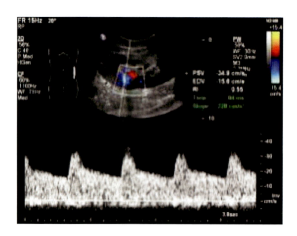

7. 膀胱

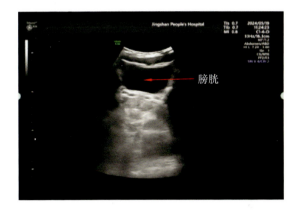

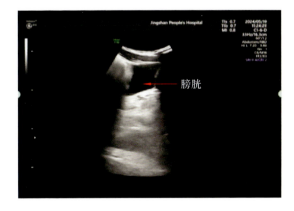

8. 前列腺

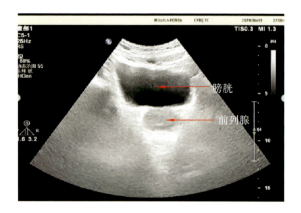

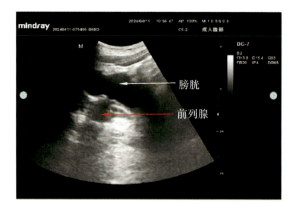

第六章 常见掌超图谱解析 · 89 ·

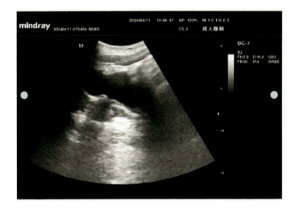

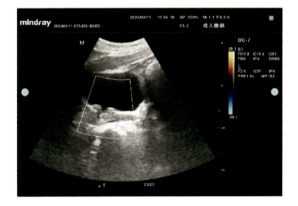

9. 甲状腺

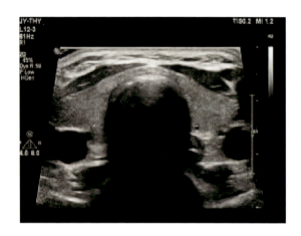

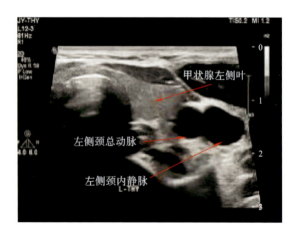

第六章 常见掌超图谱解析

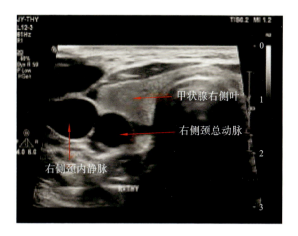

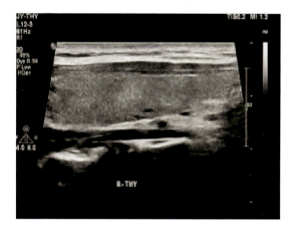

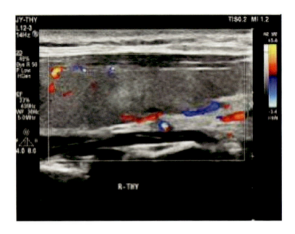

10. 乳腺

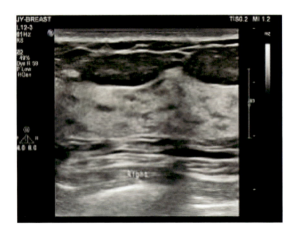

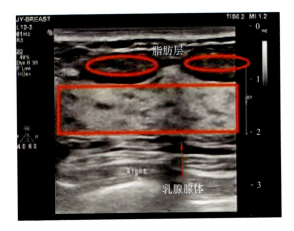

11. 子宫

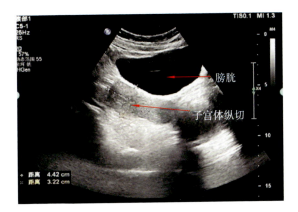

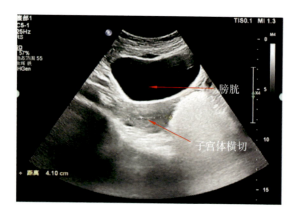

12. 卵巢

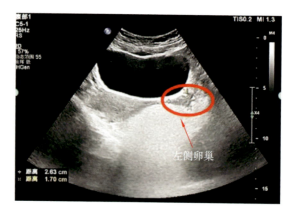

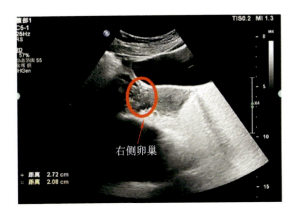

13. 腮腺

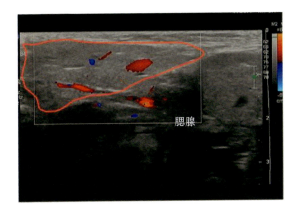

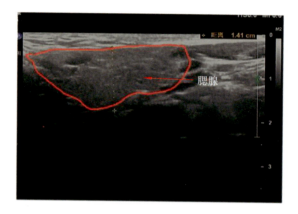

第七章
常见疾病基础知识与处理建议

D1. 脂肪瘤

【定义及流行病学】

脂肪瘤是体表常见的一种良性肿瘤，由正常脂肪细胞堆积而成；占软组织良性肿瘤的80%左右；多发生于皮下，也可以发生于内脏等深部组织。脂肪瘤常呈局限性，有一层极薄的结缔组织包膜，包膜内即为脂肪细胞。有时脂肪细胞被结缔组织间隔所分开，形成若干叶状，有时可和血管瘤并发，而成为脂肪血管瘤。脂肪瘤好发于女性，极少数转为恶性，成为脂肪肉瘤。具体病因尚不明确，可能与遗传、慢性炎症以及全身性脂肪代谢异常等有关。

【临床表现】

脂肪瘤好发于颈、肩、背、大腿及臀部，大小不一，呈扁平团块状或分叶状。生长缓慢，多无自觉症状。触诊时质地软而有弹性，有假性波动感，与表面皮肤无粘连。基底部则较广泛，有时可扪及分叶状态，但无粘连。

多发性脂肪瘤又名痛性脂肪瘤,常见于四肢、胸或腹部皮下,呈多个较小的圆形或卵圆形结节状,较一般脂肪瘤略硬,压之有轻度疼痛。

对称性脂肪瘤表现为双侧对称,形成弥漫性或局限性脂肪增生,发展至筋膜及肌间隙,好发于颈部,呈马鞍形。体积较大时,可压迫气管而引起呼吸困难。

【超声表现】

脂肪瘤的超声表现为皮下软组织内与皮肤长轴平行的椭圆形或扁形实质性肿块,绝大多数边界清晰,但也有因包膜极其纤薄而表现为无明显边界的脂肪瘤。脂肪瘤回声强度不一,可为高回声、等回声,以高回声为主。其内部回声为典型的"条纹状"或"羽毛状"图案,即内部见条索状、带状高回声,与皮肤平行,这是脂肪瘤中的纤维性基质所致。肿块后方回声无明显改变。可压缩性亦是超声诊断脂肪瘤的重要方面。彩色多普勒血流成像(CDFI)显示肿块内基本无血流信号探及,仅有少数肿瘤内可探及少许点、线状血流信号。(图 P1-1、图 P1-2)①

【其他影像学结果】

CT:通常表现为边界清晰、均匀一致的低密度肿物。增强 CT 显示肿物无明显增强现象。有时在透光的低密度区可见密度增高的区域,可能是脂肪瘤内的坏死区或不同的组织分化区,在少数情况下,也可能是脂肪瘤恶变为脂肪肉瘤的区域。

---

① 本章图见第六章。

【鉴别诊断】

诊断脂肪瘤一般并不困难,但须与血管瘤、淋巴管瘤、神经纤维瘤等相鉴别。

【处理建议】

(1)如果脂肪瘤较小并且无明显症状,可暂时观察。

(2)如果脂肪瘤较大影响美观或产生明显症状时,应到正规医疗机构就诊。

D2.皮脂腺囊肿

【定义及流行病学】

皮脂腺囊肿是由于皮肤中皮脂腺导管开口闭塞或狭窄引起的皮脂无法正常分泌到皮肤表面而积聚在腺内形成的囊肿,主要发生在头面、背、臀等皮脂腺多的部位。此病可发生在任何年龄,但以青春期多见。此病可以存在多年而无自觉症状,但疾病发展到一定阶段则可能会压迫周围组织、影响外观或引发感染等问题,2%~4%的皮脂腺囊肿发生癌变,多数转化成基底细胞癌,少数转化成鳞癌。

【临床表现】

皮脂腺囊肿好发于头面、背、臀等部位,位于皮肤浅层,呈圆球状,部分可突出于皮肤表面,常与皮肤有粘连,但基底部可移动。表面皮肤有时可见一小孔,挤压时孔中有少许白色粉状物流出。

皮脂腺囊肿一般体积不大,小的犹如米粒,导管口有少许黑色痂皮,俗称粉刺。大者可如花生米或鸡蛋状,生长缓慢。囊内充满白色膏状的皮脂腺分泌物、破碎的皮脂腺细胞及大量胆固醇结晶,有恶臭味。囊壁由上皮细胞构成,没有角化现象。继发细菌感染时,局部可有红肿、波动感、化脓及疼痛。

【超声表现】

边界清晰的椭圆形病变,多数有完整包膜,伴侧方声影,内部为较均匀的点状低回声,后方回声增强。由于皮脂腺位于真皮层毛根旁,开口于毛囊,所以高频超声显示皮脂腺囊肿的位置有三种类型:病变完全位于皮肤层;病变主体位于皮肤层,部分突向皮下脂肪层;病变主体位于皮下脂肪层,但总有一部分位于皮肤层。探头勿加压,仔细扫查,多数皮脂腺囊肿浅层可见一延续至皮肤表面的纤细低回声条,代表毛根。CDFI 显示皮脂腺囊肿内无血流信号,除非合并感染。(图 P2-1、图 P2-2)

【其他影像学结果】

CT 平扫见囊内密度均匀或不均匀,合并感染时囊壁模糊,囊内密度不均匀,周围脂肪密度增高。

【鉴别诊断】

须与浅表脂肪瘤、表皮样囊肿、皮样囊肿等疾病相鉴别。

【处理建议】

(1)如果囊肿生长缓慢,可暂时观察。

(2)如果囊肿不断增大,影响美观或出现感染时,应到正规医疗机构就诊。

D3. 肌层血肿

【定义及流行病学】

肌层血肿分为外伤性肌层血肿和自发性肌层血肿。外伤性肌层血肿由物体直接撞击或挤压致肌肉撕裂、小血管破裂,血液聚集于肌肉间所致,也可见于手术后患者。自发性肌层血肿多见于全身出血性疾病(如血友病)及应用抗凝剂治疗的患者。

【临床表现】

局部疼痛、压痛、肿胀明显,有时可摸到肌腹与肌腱连接处略有缺失或凹陷,有压痛和轻度功能障碍。

【超声表现】

血肿呈不规则形,长轴平行于肌束;肌腹间血肿呈梭形或包绕肌腹。新鲜血肿呈高回声,有不规则的壁。4～6天的血肿逐渐被吸收,由实-液混合性回声到完全无回声,血肿形成后时间较长者,机化后可为弱实性回声,边界清晰或模糊。受累肌肉肿大增厚。肌束断裂者,肌肉回声不连续,回缩的断端游离呈高回声,并被低回声或无回声血肿包绕,这被称为"钟舌征"。(图 P3-1、图 P3-2)

【其他影像学结果】

CT 表现为圆形或高密度片团或多发结节影。增强 CT 可见薄壁环形强化,环内可见不强化的片团或结节影。

MRI:急性期血肿呈与肌肉或肌间隙走行一致的长梭形,亚急性晚期或慢性期血肿呈形态不规则圆形或长梭形。

【鉴别诊断】

须与软组织感染、局限性骨化性肌炎等疾病相鉴别。

【处理建议】

外伤所致血肿可能导致骨筋膜室综合征,自发性血肿往往伴有凝血功能障碍,都应到正规医疗机构就诊。

D4. 淋巴结肿大

【定义与流行病学】

淋巴结分布于全身,是人体重要的免疫器官,其按位置可分为浅表淋巴结和深部淋巴结。正常淋巴结直径多为 0.2～0.5 cm,常成组(群)分布。每一组(群)淋巴结收集相应引流区域的淋巴液,如:耳后、乳突区的淋巴结收集头皮范围内的淋巴液;颌下淋巴结群收集口底、颊黏膜、牙龈等处的淋巴液;颈部淋巴结收集鼻、咽、喉、气管、甲状腺等处的淋巴液;锁骨上淋巴结群左侧收集食管、胃等器官的淋巴液,右侧收集气管、胸膜、肺等处的淋巴液;腋窝淋巴结群收集躯干上部、乳腺、胸壁等处的淋巴液;腹股沟淋巴结群收集下肢及会阴部的淋巴液。当相应区域的器官出现感染、肿瘤时,该区域的淋巴结就会肿大。而血液及免疫系统疾病往往导致全身多处淋巴结肿大。

【临床表现】

不同疾病引起的淋巴结肿大临床表现不同。淋巴结肿大伴疼痛多为急性炎症引起,常有局部红、肿、热等炎症表现;无痛性淋巴结肿大常见于恶性转移淋巴瘤等。局部淋巴结肿大伴低热、盗汗、消瘦者,提示为淋巴结结核、恶性淋巴瘤或其他恶性肿瘤等。淋巴结肿大伴周期性发热者,多见于恶性淋巴瘤;全身淋巴结肿大伴发热者见于传染性单核细胞增多症、白血病、淋巴瘤等,偶可见于系统性红斑狼疮。淋巴结肿大伴皮疹者多见于某些传染病或变态反应性疾病,亦须警惕淋巴瘤。

【超声表现】

B超:淋巴结的纵切面呈卵圆形,横切面为圆形,形态规则、边界清晰。内部可见强回声的髓质,位于淋巴结中央,周围为低回声的皮质所包绕。髓质厚度常大于皮质厚度。炎症时淋巴结内可见稍丰富树枝样血流信号。(图 P4-1、图 P4-2)

【其他影像学结果】

CT检查:椭圆形结节,增强CT示轻度均匀强化。

MRI:淋巴结增大,可相互融合。较小病灶表现均匀;较大病灶可有不规则坏死,较少见,增强扫描示病灶轻度强化。

【鉴别诊断】

须与体表软组织肿瘤相鉴别,如脂肪瘤、纤维素瘤等。

【处理建议】

淋巴结肿大一般需要鉴别是由于感染、肿瘤还是免疫性疾病等引起,应到正规医疗机构就诊,完善相关检查,明确病因。

D5. 腋窝副乳腺

【定义及流行病学】

自胚胎第6周起,在胚胎腹面中线两侧自腋窝到腹股沟线(乳线)上由外胚层的上皮组织发生6~8对乳头状的局部隆起,称为乳头始基。正常情况下,除胸前1对外,其余均于出生前退化。若不退化,则形成多余乳头或乳房,称为副乳腺。副乳可由乳头、乳晕、腺体组织组成,或部分存在,有乳头形成并伴有其下方的腺体组织者,称完全型副乳,仅有乳头而没有乳腺实质,或仅有乳腺实质而没有乳头者称不完全型副乳。男女均可出现,女性多见,男女比例为1∶5,3%的女性存在副乳。这种乳房畸形多见于腋窝腋前线上,身体其他部位(如耳、面、颈、上臂、背部、肩胛区、大腿背侧、臀部、外阴等处)偶见,本书仅介绍腋窝副乳腺。

【临床表现】

通常副乳大小不一,因人而异,多数没有特殊感觉,部分病例在月经来潮前有胀痛感,月经来潮后胀痛感消失。绝大多数病例表现为腋前或腋下的肿胀或隆起,也可有发育完全的乳头。副乳内可触及肿块,其为发育的乳腺。副乳也可见于正常乳房的上下部位、腹部、腹股沟区、大腿外侧等部位,有些可发育为与正常乳房形态相当且含有乳头、乳晕的乳房。副乳在妊娠期、哺乳期变化较为明显。通常妊娠期、哺乳期副乳会明显增大,甚至分泌乳汁。哺乳期结束以后,副乳并不会萎缩,因而表现更为明显。副乳影响外形美观,使穿衣服及社交活动受到影响。副乳内包含乳腺组织,因此有发生乳腺癌的风险。

【超声表现】

B超:副乳腺腺体位置表浅,位于脂肪层内,与皮肤、周围脂肪组织均分界不清,边缘不整;其回声一般与正常乳腺腺体类似而高于脂肪组织。腺体回声细密,分布不均。由于副乳的乳腺小叶结构不完整,因此其柔软性不及正常乳腺组织,发育完好的副乳的回声与正常乳腺腺体一致,可表现为强弱相间的腺体样回声。(图P5-1、图P5-2)

第七章 常见疾病基础知识与处理建议

【鉴别诊断】

腋窝副乳腺须与腋窝炎性肿大的淋巴结、炎性肿块、乳房尾部增生及腋窝脂肪瘤或其他良性肿瘤相鉴别。

【处理建议】

(1)副乳无明显症状时,可暂时观察。

(2)如副乳出现感染、癌变或增大而影响美观,应到正规医疗机构就诊。

D6.腱鞘囊肿

【定义及流行病学】

腱鞘囊肿是发生于手部和足部关节或腱鞘内的结缔组织黏液变性所形成的囊肿。多数人认为腱鞘囊肿是由关节囊、韧带、腱鞘中的结缔组织退变所致的病症,部分与外伤有关。临床上腱鞘囊肿分为单房型和多房型,以单房型多见。囊内含有无色透明或橙色、淡黄色的浓稠黏液,囊壁为致密坚韧的纤维结缔组织。患者多为青壮年,女性多见,好发于手腕背侧及足背,亦可见于膝及肘关节附近的肌腱及腱膜处,椎管内及腹股沟区少见。软组织腱鞘囊肿起病缓慢,发病部位可见一圆形肿块,有轻微酸痛感,严重时会给患者造成一定的功能障碍。

【临床表现】

软组织腱鞘囊肿一般不超过 2 cm,质软,表面光滑,与皮肤粘连,基底较固定。手腕腱鞘囊肿伴有腕关节不稳定,即腕关节屈伸及侧偏活动时,可闻及弹响,或拇指外展受限。如果影响到桡神经,可产生虎口区麻木等症状。足踝部腱鞘囊肿如果压迫跗管内胫神经,则造成麻木、疼痛并向足底放射,即跗管综合征。腹股沟腱鞘囊肿比较少见,体积较小,部分可以出现大腿内侧放射痛等。少数患者仅表现为下肢肿胀,或关节功能障碍,囊肿较大者,腹股沟包块或软组织肿胀较明显。椎管内腱鞘囊肿患者常有背痛、下肢痛、放射痛,或肢体麻木、感觉丧失等多种症状。

【超声表现】

B超:声像图表现为关节或肌腱附近的囊状无回声结构。发生于关节附近者形态多不规则,内部可见分隔。仔细观察可见囊肿与关节相通。囊肿大小差异很大。体积过小者,临床触诊不清,称为隐匿型腱鞘囊肿,只能靠超声检出。陈旧囊肿内部回声增多,可见粗大的分隔,部分囊肿可见类似实性肿物回声。腱鞘囊肿质韧,探头加压时不可压缩或仅部分被压缩,此点有助于与关节积液相鉴别。(图 P6-1、图 P6-2)

【其他影像学结果】

CT 及 MRI 检查:显示为水样密度影,密度均匀,可明确囊肿位置、形态、是否与关节相通、是否出血。

【鉴别诊断】

须与脂肪瘤、神经鞘瘤、动脉瘤、滑膜肉瘤、腕管综合征等疾病相鉴别。

【处理建议】

(1)如果腱鞘囊肿对日常生活无影响,可暂时观察。

(2)如果腱鞘囊肿有疼痛症状或影响关节活动,则应到正规医疗机构就诊。

D7. 腘窝囊肿

【定义及流行病学】

腘窝囊肿又称贝克囊肿,是腘窝深部滑囊肿大或膝关节滑膜囊向后膨出的统称。腘窝囊肿可分为先天和后天两种,前者多见于儿童,后者可由滑囊本身的疾病如慢性无菌性炎症等引起。有部分患者并发于慢性膝关节病变。老年人发病则多与膝关节病变如骨关节炎、半月板损伤等有关。最常见的腘窝囊肿为膨胀的腓肠肌、半膜肌肌腱滑囊,该滑囊经常与后关节囊相通,临床上多见于中年以上人群,男性多于女性。

【临床表现】

在腘窝囊肿早期,根据囊肿大小不同,患者可出现膝关节后侧或后内侧疼痛、憋胀感及关节僵硬等症状。查体会发现腘窝的后方正中或者内外侧有一圆形、光滑、有弹性的肿块,可有波动感。患者还会出现过伸痛,疼痛程度往往与活动程度密切相关。当囊肿越来越大时,患者会感觉膝关节屈伸受限,并且在活动或劳累后更加明显。当膝关节过伸时,能明显触摸到囊肿紧张,膝关节屈曲时又会变得柔软,因为当膝关节过伸时,囊肿由于腓肠肌内侧头与半膜肌肌腱接近而受到压迫,囊内压力会增高。

【超声表现】

B超:超声表现为腘窝软组织内、关节囊后方的一无回声团块,边界清晰,壁光滑,大部分呈"C"形,部分呈圆形或椭圆形。横向扫查时,可见大多数腘窝囊肿在深部有蒂与关节腔相通。囊肿可位于腘动、静脉的内侧或外侧,也可位于腘动、静脉的正后方。囊肿内部回声绝大多数均匀,部分患者囊肿内可见散在的强回声光点或光斑,部分患者可见滑膜增生,少数囊肿内可见强回声分隔。腘窝囊肿多数为单发,少数有两个;部分患者两侧膝关节均可见囊肿。腘窝囊肿破裂后,其下缘不再钝圆,其内的滑液或胶冻状物质向下流,聚集在肌间隙内形成低回声团块,并可发生感染使内部回声明显增强,近似肿瘤。(图 P7-1、图 P7-2)

【其他影像学结果】

CT 平扫表现为腘窝软组织内见边缘光滑的囊状水样密度影。

【鉴别诊断】

须与腘动脉瘤、半月板囊肿、神经源性肿瘤、腘窝脓肿、腘窝肿瘤、腘窝淋巴结肿大等疾病相鉴别。

【处理建议】

(1)如果腘窝囊肿对日常生活无影响,可暂时观察。

(2)如果腘窝囊肿有疼痛症状或影响关节活动,应到正规医疗机构就诊。

D8.坐骨结节囊肿

【定义与流行病学】

坐骨结节滑囊是一种潜在的囊,位于臀大肌与坐骨结节之间,呈裂隙状,内含少量液体,正常情况下不能被超声波所探及。但如果受到长期的摩擦损伤、反复压迫,滑囊壁可发生炎症反应,滑囊壁水肿、肥厚和纤维化,呈绒毛状凸起,滑囊液分泌增多而形成坐骨结节囊肿。坐骨结节囊肿患者中女性多于男性,老年人及瘦弱体形者常见。

【临床表现】

坐位时患侧感觉像坐在一个球状物上,可有胀痛不适感。触诊可触及肿物,质韧。

【超声表现】

B超:部位固定,位于臀大肌与坐骨结节之间,与坐骨结节相邻。囊肿深面为强回声的坐骨结节,若囊肿较大,则可部分显示粗大的臀大肌肌束回声。常见大小为2~5 cm,其中3~4 cm者最多见。囊肿形态不规则,呈扁平状、裂隙状,囊肿边界大多清晰,部分边界欠清晰(主要为与坐骨结节相连处)。囊壁一般均匀增厚,为2~4 mm,部分囊内可见结节状隆起。内部均为无回声,可见分隔光带,呈多房状,部分囊内可见细弱回声光点群,后壁及后方回声增强。CDFI:周缘可见散在星点状血流,频谱提示为低速低阻外周小动脉。(图P8-1、图P8-2)

【其他影像学结果】

X线平片:对坐骨结节囊肿的诊断不具有特异性,部分可表现为同侧坐骨结节皮质毛糙,骨质破坏,或者坐骨结节附近钙化。

CT及MRI检查:平扫时,于坐骨结节与臀大肌之间或坐骨结节稍下方臀大肌前方与半腱肌、半膜肌内侧的间隙内可见卵圆形或锥形囊性肿块,边界常清晰,囊肿可有分隔,其内密度通常比较均匀,呈水样;增强扫描示囊肿无明显强化,囊壁及分隔可见轻度强化。合并感染时,囊壁常厚薄不一,囊内密度不均匀,周围脂肪见较多炎症表现,邻近坐骨结节处可继发骨质增生。

【鉴别诊断】

须与肛周脓肿、臀部脓肿、血肿、皮样囊肿相鉴别。

【处理建议】

(1)如果无症状或仅轻度疼痛,可暂时观察。

(2)如果疼痛明显影响日常生活和行走,应到正规医疗机构就诊。

D9. 甲亢

【定义及流行病学】

甲状腺功能亢进症简称甲亢,是由甲状腺过于活跃导致甲状腺激素过量生成和分泌而引发的病症。造成甲亢的原因众多,最常见的是由体内特定抗体——促甲状腺激素受体抗体过多引发的格雷夫斯(Graves)病。甲亢病因还包括多结节性毒性甲状腺肿、甲状腺高功能腺瘤、基因突变引起的甲状腺结节或腺瘤、摄碘量过多等。女性甲亢发病率高于男性,青年女性易患 Graves 病,老年人易患多结节性毒性甲状腺肿。

【临床表现】

甲亢没有特定的早期症状,早期症状取决于甲亢严重程度、受累器官和患者个体差异,各个典型症状都可能成为早期症状。典型症状:体重下降、消瘦;食欲亢进,肠蠕动加快,排大便次数增多,或腹泻;持续性心跳过速,通常超过 100 次/分,患者可自觉心悸;部分患者可能出现房性期前收缩、房颤等心律失常,患者可自觉心慌不适等;患者可出现紧张焦虑、失眠、烦躁易怒、注意力不集中;手抖,严重时会影响正常工作和生活;多汗、不耐热;女性患者可有月经周期改变,一般表现为月经周期延长,月经量稀少,甚至闭经;大多数患者可有不同程度的甲状腺肿大,严重者可表现为"脖子粗";常见皮肤变薄、光滑细腻、温暖湿润;部分可出现毛发脱落,头发变细、易断。伴随症状:突眼;周期性瘫痪或肌无力;妊娠剧吐;头晕头痛。

【超声表现】

甲状腺呈对称性或非对称性增大,形态饱满。回声减低、不均质,有时可见条索状高回声。血流信号异常丰富,表现为"火海征",即甲状腺内彩色血流信号明显增多,呈弥漫性分布。甲状腺上动脉血流速度增快,阻力指数降低。(图 P9-1、图 P9-2)

【其他影像学结果】

甲状腺放射性核素扫描:该检查对诊断自主性高功能性甲状腺腺瘤有重要意义,肿瘤区有大量放射性核素集聚,肿瘤区外甲状腺组织和对侧甲状腺无核素吸收。

【鉴别诊断】

须与破坏性甲状腺毒症、服用外源性甲状腺素、单纯性甲状腺肿等相鉴别。

【处理建议】

现在甲亢的治疗方式包括药物治疗、^{131}I 治疗和手术治疗等,应到正规医疗机构就诊。

D10. 甲状腺囊肿

【定义及流行病学】

甲状腺囊肿是指发生甲状腺上的一种含有液体或半固态物质的囊性肿物,一般 20~40 岁的女性发病率较高。甲状腺囊肿根据囊内容物性质可分为胶性囊肿、浆液性囊肿、坏死性囊肿、出血性囊肿、混合性囊肿,根据囊性病变范围可分为部分性囊肿和完全性囊肿。目前甲状腺囊肿的病因及发病机制尚未明确,但有研究发现,本病的发生与遗传、碘摄入、生活和工作环境、炎症、代谢性疾病、应激反应等因素密切相关。

【临床表现】

甲状腺囊肿一般无临床表现,或仅出现颈部包块,肿块多呈圆形,直径多为 2~5 cm,光滑,随吞咽动作而上下移动。多数是单发结节,少见于多发结节。甲状腺囊内压不高时,质地较柔软,如果液体较多,质地就会比较坚韧。可伴有轻度颈部胀痛不适,多于体检时被发现。当甲状腺囊肿过大或者发生囊肿内出血时,可能出现神经、血管受压等情况,进而出现相应症状,如囊肿压迫气管时可出现咳嗽、气促等症状,囊肿侵犯喉返神经时可能出现构音障碍,囊肿压迫食管可能导致吞咽困难或吞咽疼痛等。

【超声表现】

甲状腺实质内可见大小不等的圆形或类圆形无回声区,后方回声增强,边界清晰,壁薄。囊肿体积较大时,气管可向健侧移位,患侧甲状腺肿大。在囊肿内可见横纵穿行或绕行的血流信号。(图 P10-1、图 P10-2)

【其他影像学结果】

甲状腺放射性核素扫描:多为冷结节。

【鉴别诊断】

须与结节性甲状腺肿、甲状腺腺瘤、甲状腺癌等相鉴别。

【处理建议】

(1)如果囊肿较小并且无明显临床症状,可暂时观察。

(2)如果囊肿较大、有明显不适或有恶性征象时,应到正规医疗机构就诊。

D11.甲状腺腺瘤

【定义及流行病学】

甲状腺腺瘤起源于甲状腺滤泡上皮组织,是最常见的甲状腺良性肿瘤,按形态学可分为滤泡状腺瘤和乳头状囊性腺瘤两种,滤泡状腺瘤更多见。甲状腺腺瘤多见于40岁以下的女性。

【临床表现】

颈部出现圆形或椭圆形结节,多为单发。稍硬,表面光滑,无压痛,随吞咽动作而上下移动。大部分患者无任何症状。腺瘤生长缓慢,当乳头状囊性腺瘤因囊壁血管破裂发生囊内出血时,腺瘤可在短期内迅速增大,出现局部胀痛。

【超声表现】

甲状腺内显示圆形或类圆形肿块,有完整、厚薄一致包膜,边界清晰,边缘光整,一般单发,极少多发;滤泡状腺瘤内可显示均匀的低回声,但多为等回声或高回声,周边有声晕。甲状腺腺瘤出现囊性变时显示囊实回声或囊性回声,实性部分可为低回声、等回声、高回声、不均匀回声,腺瘤边界清晰,有光滑的包膜;后方回声可增强或无变化,出现粗大钙化时后方回声出现衰减。CDFI显示的周边声晕是环绕的血流信号,一般大于1/2圈,外周血流显像多于内部;脉冲多普勒超声示周边血流速度大于内部,周边和内部一般

呈低阻力型频谱,内部血流速度峰值一般后移。(图 P11-1、图 P11-2)

【其他影像学结果】

CT:薄层增强 CT 检查可见甲状腺内有包膜完整的低密度圆形或类圆形占位病灶,并可观察有无颈部淋巴结肿大。

甲状腺放射性核素扫描:可见肿瘤为温结节,囊性变者为冷结节,高功能性甲状腺腺瘤表现为热结节,周围甲状腺组织显影或不显影。

【鉴别诊断】

须与结节性甲状腺肿、甲状腺癌等相鉴别。

【处理建议】

(1)如果腺瘤较小并且无明显临床症状,可暂时观察。

(2)如果腺瘤较大、有明显不适或有恶性征象时,应到正规医疗机构就诊。

D12. 甲状腺癌

【定义及流行病学】

甲状腺癌是起源于甲状腺滤泡上皮细胞或滤泡旁上皮细胞的恶性肿瘤,是头颈部最常见的恶性肿瘤,以女性多见,可发生于任何年龄。甲状腺癌的类型包括甲状腺乳头状癌(PTC)、甲状腺滤泡癌、甲状腺髓样癌以及甲状腺未分化癌,其中最常见的是 PTC,PTC 占所有甲状腺癌的 85%~90%。甲状腺癌的发病率在全球逐年升高。甲状腺癌的确切病因还未完全确定,目前认为其可能与癌基因、生长因子、碘摄入情况、电离辐射、性别、遗传等因素的影响有关。

【临床表现】

甲状腺内肿块是最常见的表现。随着病程进展,肿块增大,常可压迫气管,使气管移位,并有不同程度的呼吸障碍症状。当肿瘤侵犯气管时,可出现呼吸困难或咯血;当肿瘤压迫或浸润食管时,可出现吞咽障碍;当肿瘤侵犯喉返神经时,可出现声音嘶哑。甲状腺未分化癌常以浸润表现为主。局部淋巴结转移者可出现颈淋巴结肿大,有的患者以颈淋巴结肿大为首要表现。

晚期常转移到肺、骨等处,出现相应临床表现。有少部分患者甲状腺肿块不明显,而因转移灶就医时,应想到甲状腺癌的可能。

甲状腺髓样癌除有颈部肿块外,因其能产生降钙素、前列腺素、5-羟色胺、血管活性肠肽等,患者可有腹泻、面部潮红和多汗等类癌综合征或其他内分泌失调的表现。

【超声表现】

甲状腺内可见实性低回声、不均匀回声,后方回声多衰减。形态不规则,可见肿瘤浸润,侵蚀性生长成纵向(纵横比>1),边缘多模糊,可见毛刺征和晕环,内部可出现点状、细小强回声钙化灶或粗大钙化斑,后方伴声影,彩色多普勒超声多可见肿瘤内部出现血流信号。(图 P12-1、图 P12-2)

【其他影像学结果】

目前主要的影像学检查有 X 线、CT、MRI、PET-CT 等。通过这些检查,可以了解肿瘤的部位、肿瘤外侵情况、是否侵犯气管和食管、气管是否有狭窄或移位、颈侧淋巴结是否有转移,且可以了解转移淋巴结与周围组织的关系。

【鉴别诊断】

须与甲状腺腺瘤、结节性甲状腺肿、亚急性甲状腺炎等相鉴别。

【处理建议】

甲状腺癌的治疗方案须根据疾病的分型、分期以及患者自身情况个性化制订,应到正规医疗机构就诊。

D13. 乳腺囊肿

【定义及流行病学】

乳腺囊肿是指乳房内形成边缘清晰、圆形或椭圆形、充满液体的囊状包块。

乳腺囊肿可分为单纯囊肿、积乳囊肿和非典型囊肿(复合型囊肿)。单纯囊肿在乳腺囊肿中最为多见,主要是由于内分泌紊乱引起导管上皮增生,致使导管延伸、迂曲、折叠,折叠处管壁因缺血而发生坏死,形成囊肿。积乳囊肿较单纯囊肿少见,主要是由于泌乳期某一导管阻塞,引起乳汁淤积而形成囊肿。临床上,单纯囊肿可为自限性,经过3年或更长时间后病变可以停止,但有时亦可继续进展,最终导致癌变,但概率很小。目前,关于乳腺囊肿的发病率,尚缺乏权威机构的统计数据。部分研究表明,乳腺囊肿在人群的发病率为5%左右,好发于35~50岁的绝经前女性。特殊类型的乳腺囊肿,如积乳囊肿,常见于20~40岁妊娠期或哺乳期女性。

【临床表现】

乳腺囊肿可表现为疼痛性或无痛性的肿块,囊肿可单发,亦可多发,形状、大小不一,呈圆形或卵圆形,触诊表面光滑,边界清晰。当囊肿急性扩大时,可突发剧烈的局限性疼痛。少数可伴有乳头溢液。积乳囊肿若继发感染,则可见局部红、肿、热、痛等炎症反应,也可伴有同侧腋窝淋巴结肿大。

【超声表现】

单纯囊肿:乳腺腺体内见无回声区,单发或多发。无回声区呈圆形或类圆形,囊肿可大可小,外有完整、光滑的包膜或无包膜。无回声区后方回声显著增强,有的侧方声影明显,有的囊肿后方回声并无增强,有时单纯囊肿内部的前缘出现与皮肤平行的反射回声,或在囊肿内部的后方有少许斑絮状的杂乱回声。囊肿合并感染时,囊壁增厚、回声毛糙、囊内透声差,可出现分层现象。

积乳囊肿:乳腺腺体内见囊性肿块,绝大多数单发,多数位于乳晕区以外。囊性肿块有完整包膜,包膜较薄、完整、光滑,其后方回声无明显增强。乳汁未完全浓缩时,内部回声不均匀,可见密集的点状回声;乳汁完全浓缩时,内部呈偏强回声,且后方可有轻度回声衰减。有时可出现水-脂分离现象,有时可见囊性肿块与乳腺导管相通。

非典型囊肿:可见圆形、椭圆形、分叶状或不规则形囊性肿块,单发或多发,边缘平滑、清晰或模糊,囊壁较厚或不规则,内部具有回声、隔膜、结节状隆起,囊肿内可出现液体与碎片间界面,后方回声轻度增强或出现衰减表现。囊肿内无血流信号,囊肿壁上偶见点状或棒状血流,为 0 至 Ⅰ 级。(图 P13-1、图 P13-2)

【其他影像学结果】

X线:显示为具有清晰边界的等密度或密度稍高的肿块影,周围可出现透明晕圈征。

MRI：T1WI显示乳腺囊肿呈低信号，T2WI显示乳腺囊肿呈高信号，增强MRI示内容物不强化。

【鉴别诊断】

须与乳腺纤维腺瘤、乳腺囊性增生病、乳腺结核样脓肿、乳腺癌等相鉴别。

【处理建议】

(1)如果囊肿较小并且无明显症状，可暂时观察。

(2)如果囊肿较大、出现症状或有恶性征象时，应到正规医疗机构就诊。

D14.乳腺纤维腺瘤

【定义及流行病学】

乳腺纤维腺瘤是一种起源于实质终末导管小叶单位上皮和间质的瘤样病变，是常见的乳腺良性肿瘤，发病率仅次于乳腺囊性增生病。乳腺纤维腺瘤可发生于青春期后任何年龄段的女性，发病高峰年龄为15～25岁。发病原因不明，可能因内分泌失调引起上皮和纤维组织增生而形成，常伴有其他乳腺增生性病变。

【临床表现】

乳腺纤维腺瘤患者多无明显自觉症状，病程较长，伴有家族史者不少见。乳腺纤维腺瘤触诊多为圆形或卵圆形，可有分叶，质韧、边界清晰、活动度良好，偶伴疼痛。约25%的乳腺纤维腺瘤不可触及。少数患者可伴有月经前期乳房胀痛。

【超声表现】

多为圆形、椭圆形或分叶状的边界清晰、有完整包膜的低回声区,纵横比<1,生长迅速的乳腺纤维腺瘤中心可能出现梗死液化,彩色多普勒超声图像上表现为肿物内部无回声区。(图 P14-1、图 P14-2)

【其他影像学表现】

X线:乳腺纤维腺瘤以肿块不伴钙化点最常见,多呈圆形、椭圆形或略呈分叶状,直径多为 1~3 cm,边缘清晰或有特殊改变(在一个投照位置肿块边界清晰;在另一个投照位置看不见肿块,或肿块大部分边界(超过 50%)为正常腺体所遮挡)。密度接近正常乳腺组织,部分乳腺纤维腺瘤内可见钙化点。出现钙化点多表明病变进入静止期。钙化点多数呈粗糙颗粒状、树枝状、细沙状,钙化点可逐渐发展融合形成大块状。特征性的融合型钙化点及粗大颗粒状钙化点可成为乳腺纤维腺瘤的诊断依据。X线检查对发生于脂肪型或少量腺体型乳腺中的纤维腺瘤检出率较高,致密型乳腺中脂肪含量少,缺乏自然对比,纤维腺瘤常呈假阴性,超声或 MRI 有助于确诊。

MRI:可见分叶状的边缘和内部分隔。T1WI 呈低或等信号,边界清晰。T2WI 则表现多样,与肿瘤内部细胞、纤维成分及水的含量有关,T2WI 信号强度反映了纤维腺瘤内部的胶原化程度,肿瘤退化、细胞少、胶原纤维成分多者在 T2WI 呈低信号。部分瘤体内可见 T1WI、T2WI 未强化的极低信号影,为粗颗粒状钙化点。

【鉴别诊断】

须与边界清晰的乳腺恶性肿瘤相鉴别。

【处理建议】

(1)如果腺瘤较小并且无明显症状,可暂时观察。

（2）如果腺瘤较大或有恶性征象时，应到正规医疗机构就诊。

D15. 乳腺癌

【定义及流行病学】

乳腺癌是乳腺上皮细胞发生增殖失控，进而恶变的恶性肿瘤，是女性较常见的恶性肿瘤之一，在我国占全身各种恶性肿瘤的10%，且呈逐年上升趋势。部分大城市报道，乳腺癌居女性恶性肿瘤之首。雌酮及雌二醇水平与乳腺癌的发病有直接关系；月经初潮年龄早、绝经年龄晚、不孕及初次足月产的年龄晚与乳腺癌发病均有关系；一级亲属中有乳腺癌病史者，发病风险是普通人群的2～3倍；对于乳腺良性疾病与乳腺癌的关系尚有争论。另外，营养过剩、肥胖、高脂饮食可增强雌激素对乳腺上皮细胞的刺激，从而增高发病概率；环境因素及生活方式与乳腺癌的发病也有一定关系。

【临床表现】

早期表现是患侧乳房出现无痛、单发的小肿块，肿块质硬，表面不光滑，与周围组织分界不清，不易推动。肿块增大时，可引起乳房局部隆起，若累及乳房悬韧带（Cooper韧带），则可出现表面皮肤凹陷，即"酒窝征"。若肿块侵入乳管使之缩短，则乳头被牵向肿块一侧，进而可使乳头扁平、回缩、凹陷。若皮下淋巴管被癌细胞堵塞，则可引起淋巴回流障碍，出现真皮水肿，皮肤呈"橘皮样"改变。

乳腺癌发展至晚期，可侵入胸肌筋膜、胸肌，以致肿块固定于胸壁而不易推动。如癌细胞侵入大片皮肤，则可出现多个小结节,甚至彼此融合。有时皮肤可破溃而形成溃疡,这种溃疡常有恶臭,容易出血。

乳腺癌淋巴转移最初多见于腋窝,肿大淋巴结质硬、不痛、可被推动;以后数目增多,并融合成团,甚至与皮肤或深部组织粘连。乳腺癌转移至肺、骨、肝时,可出现相应的症状。

炎性乳腺癌患者局部皮肤可出现炎症样表现,包括发红、水肿、增厚、粗糙、表面温度升高。湿疹样乳腺癌患者乳头有瘙痒、烧灼感,以后出现乳头和乳晕的皮肤变粗糙、糜烂如湿疹样,进而形成溃疡,有时覆盖黄褐色鳞屑样痂皮,部分病例于乳晕区可扪及肿块。

【超声表现】

乳腺癌体积较小时,形态可规则或不规则,体积较大时,形态多不规则,呈小分叶状;乳腺癌边界多不规整,无包膜,边界呈毛刺状或蟹足状,界限往往不清晰,有时有较强回声晕;肿块内部多呈实性低回声,分布不均,微小点状、密集或簇状分布的强回声钙化点是其特征性表现;肿块后壁回声及后方组织回声减低或消失。髓样乳腺癌后方回声可轻度增强;肿块纵横比>1;多数情况下,肿块内部没有无回声区。少数肿块中心发生液化坏死时,可见低回声或无回声暗区;肿块压迫或浸润Cooper韧带造成移位或中断;肿块发生转移时,腋窝或锁骨上窝淋巴结肿大,也可经血行转移至肺、肝、骨等器官;大多数肿块血流信号增多,呈条状或紊乱表现,多有穿入型或中心型血流,部分肿块内可见动静脉瘘。血流丰富程度为Ⅱ~Ⅲ级。小结节血流丰富对诊断恶性意义大;血流速度较快,呈高阻型,血流速度峰值>20 cm/s,阻力

指数高达0.7,甚至更高。(图P15-1、图P15-2)

【其他影像学结果】

乳腺钼靶X线摄片:适用于观察软组织的结构。恶性肿瘤在X线片上呈形态不规则、分叶和毛刺状的阴影,其密度较一般腺体的密度高,肿块周围常有透明晕,肿块的大小常较临床触及的小。30%的恶性病灶表现为成堆的细砂粒样小钙化点。此外,位于乳晕下的肿块引起的乳头内陷在X线片上可表现为漏斗征。X线片的其他表现有导管阴影增粗、增多,血管影增粗、皮肤增厚等。X线检查也可用于乳腺癌高发人群普查,以期发现早期病灶。早期病变常表现为成堆的细砂粒样钙化点或小结节,临床一般未能扪及肿块,可在定位下活检以明确诊断。

磁共振及CT:较乳腺钼靶X线摄片更能明确乳腺内的结构,腋下及纵隔内有无肿大淋巴结。

【鉴别诊断】

须与乳腺纤维腺瘤、乳腺囊性增生病、浆细胞性乳腺炎等相鉴别。

【处理建议】

乳腺癌的治疗采用的是以手术治疗为主的综合治疗策略,应到正规医疗机构就诊。

D16. 颈部淋巴结炎

【定义及流行病学】

颈部淋巴结炎分为颈部急性淋巴结炎和颈部慢性淋巴结炎。颈部急性淋巴结炎常见于儿童,多由上呼吸道感染、扁桃体炎、龋齿、咽炎、口腔炎、外耳道炎等引起,通过淋巴引流途径引起颈部淋巴结感染。病原菌以金黄色葡萄球菌和溶血性链球菌为主。颈部慢性淋巴结炎常因颈部急性淋巴结炎治疗不彻底,原发灶未解除或机体抵抗力差演变而来。本病多见于6岁以下的幼儿,成人较少见。

【临床表现】

颈部淋巴结炎因急慢性发病不同,部分症状表现有所不同,但主要表现均为颈部淋巴结肿大和疼痛。急性患者可有脓肿形成,浅表皮肤充血、肿、硬,病情严重时,会有高热、寒战、头痛、全身无力、食欲减退等全身症状;慢性患者疾病持续时间长,伴有局部原发感染病灶症状等。

【超声表现】

淋巴结增大,形态规则,皮质增宽,皮质与髓质分界不清等,淋巴结常孤立,无明显融合现象;进一步发展形成脓肿时淋巴结内呈低回声或无回声,脓液黏稠时可见絮状高回声;淋巴结内血流增多,流速增快。(图 P16-1、图 P16-2)

【其他影像学结果】

CT:颈部急性淋巴结炎的淋巴结呈明显均匀强化或呈环形强化,周围脂肪间隙可以模糊。颈部慢性淋巴结炎 CT 影像显示病灶中心一般无坏死,边界清晰或不清晰,增强扫描后有不同程度的强化。

【鉴别诊断】

须与颈部淋巴结结核、恶性淋巴瘤、转移性恶性肿瘤相鉴别。必要时做淋巴结穿刺或切除活检。

【处理建议】

(1)颈部慢性淋巴结炎一般无须治疗,临床以随诊观察为主。

(2)如果反复发作或为颈部急性淋巴结炎,则应到正规医疗机构就诊。

D17. 胆囊结石、胆囊炎

【定义及流行病学】

胆囊结石是发生于胆囊的结石症,以胆固醇结石和以胆固醇为主的混合性结石及黑色素结石为主。胆囊结石主要见于成人,其中女性、肥胖者和老年人发生风险较高。胆囊炎是指发生于胆囊的炎症,通常由胆囊结石引起,分为急性胆囊炎、亚急性胆囊炎及慢性胆囊炎。胆囊炎的发病率随胆囊结石的流行而增高。胆囊结石的成因多种多样,与高脂饮食、肥胖、雌激素水平改变、长期肠外营养、胃肠手术史等相关。

【临床表现】

大多数患者无明显自觉症状,多于体检时发现。胆囊结石的典型症状为胆绞痛,表现为饱餐、进食油腻食物后及睡眠中改变体位时出现,还可有上腹部隐痛、胆囊积液、黄疸等表现。米里齐(Mirizzi)综合征是特殊类型的胆囊结石,形成的解剖因素是胆囊管与肝总管伴行过长或者胆囊管与肝总管汇合位置过低,持续嵌顿于胆囊颈部的结石和较大的胆囊管结石压迫肝总管,引起肝总管狭窄;反复的炎症发作导致胆囊肝总管瘘,胆囊管消失,结石部分或全部堵塞肝总管。米里齐综合征临床特点是胆囊炎和胆管炎反复发作及黄疸。

急性胆囊炎临床表现以上腹部疼痛为主,可伴有恶心、呕吐等消化道症状及发热等全身症状。查体时墨菲

(Murphy)征阳性,有些患者可触及肿大胆囊并有触痛。若急性胆囊炎患者发生坏疽、穿孔,则可出现弥漫性腹膜炎的表现。慢性胆囊炎症状常不典型,患者常在饱餐、进食油腻食物后出现消化道症状,如腹胀、腹痛、恶心、呕吐等,程度不一。腹部查体可无阳性体征,或仅有上腹部轻压痛。

【超声表现】

超声是胆囊结石和胆囊炎的首选影像学辅助检查。

典型胆囊结石表现为胆囊内一个或多个强回声光团,后方多伴有声影,可随体位改变而移动,同时具备上述表现即可明确诊断。

不典型胆囊结石超声表现可分为以下五种:①充满型结石:胆囊腔的无回声区消失或胆囊正常轮廓消失,胆囊区可见一条局限性弧形或半月状强回声带,边界清晰或模糊,其后伴有较宽声影,胆囊后壁不显示。增厚的胆囊前壁(呈弱回声)包绕强回声的结石,其后方伴有声影,简称"囊壁(wall)、结石(echo)、声影(shadow)"三联征(WES征)。②泥沙型结石:胆囊外形多正常,胆囊腔内泥沙样或碎小结石沉积在胆囊后壁,呈强回声带,后方伴较宽声影,可随体位改变而移动变形,当颗粒小而少时,仅表现为胆囊后壁粗糙、呈锯齿状,回声增强,伴弱声影,此时应通过改变体位进行多切面观察来鉴别。③胆囊颈部结石:结石位于胆囊颈管内,有胆汁衬托时容易发现,横切面表现为"靶环"征;无胆汁衬托时容易漏诊,尤其是结石嵌顿时紧贴囊壁,强回声光团显示不清,但胆囊颈部后方声影可显示。结石嵌顿时多合并胆囊肿大和胆泥形成,因此,在发现这种情况时应注意观察胆囊颈部有无结石,可采用左侧卧位,使肝脏及胆囊向右前移位,胆囊颈部拉长,以便于从右肋缘下借助肝窗扫查胆囊及其颈部,也有利于结石向胆囊体部移动。另外,可借助脂肪餐试验了解胆囊颈部是否阻塞。④胆囊壁内结石:胆囊壁可增厚,内壁毛糙,可见单个或多个附壁点状强回声,后方因出现多重反射而呈"彗星尾"征或"快闪伪像",改变体位时不移动。有时点状强回声不明显,扫查时发现"彗星尾"征后仔细观察才发现胆囊壁的点状强回声。⑤米里齐综合征:胆囊颈部或胆囊管可见强回声结石,后方伴声影,胆囊肿大,或者因慢性胆囊炎反复发作导致胆囊萎缩,胆囊壁明显增厚。肝内胆管及上段肝外胆管扩张,胆总管中下段管径正常。

急性胆囊炎:①胆囊壁增厚(厚度>3 mm)、水肿(双边影);②胆囊触痛(墨菲征);③胆囊内结石。慢性胆囊炎:①炎症初期胆囊增大,前后径>4 cm;②胆囊壁毛糙、增厚(厚度>3 mm),回声增强;③胆囊内稠厚淤滞胆汁回声随体位改变而缓慢移动;④多数见结石强回声伴声影,或呈WES征;⑤最终胆囊萎缩,内径<1.5 cm,胆囊壁增厚、毛糙。脂肪餐试验提示胆囊无收缩功能。(图 P17-1、图 P17-2、图 P17-3、图 P17-4)

【其他影像学表现】

CT:胆囊结石的直接征象是发现高密度或低密度结石,间接征象是发现肝内胆管、左右肝管、胆管及胆囊扩张。胆囊轮廓模糊不清、胆囊壁增厚(厚度>3 mm)是诊断胆囊炎的重要依据。

MRI:胆囊结石在 T1WI 和 T2WI 上通常均表现为信号缺失,呈低信号或无信号,也可表现为混杂信号,部分区域在 T1WI 和 T2WI 上均为高信号。部分胆囊结石在 T1WI 上可表现为明显的高信号。急性胆囊炎的 MRI 表现和 CT 相似。

【鉴别诊断】

(1)胆囊结石:须与胆道息肉样病变及急性阑尾炎、肠穿孔等急腹症相鉴别。

(2)胆囊炎:须与胆囊癌相鉴别。

【处理建议】

(1)对于儿童胆囊结石、无症状的成人胆囊结石,可以暂时观察。

(2)有症状和(或)有并发症的胆囊结石及急、慢性胆囊炎患者应到正规医院机构就诊。

D18. 肾结石

【定义及流行病学】

肾结石指发生于肾盏、肾盂及肾盂输尿管连接部的结石。肾脏是泌尿系统形成结石的主要部位,泌尿系统其他部位的结石都可以原发于肾脏,输尿管结石几乎均来自肾脏,而且肾结石可以直接危害肾脏。结石常始发于肾下盏和肾盂输尿管连接部,可为单个或多发,大小不一,大者可充满肾盂及肾盏,小者可为泥沙样。近年来,随着人们物质生活水平的提高,饮食结构的改变,肾结石发病率不断上升。双肾结石占泌尿系统结石的 8%~15%,男女之比为 (3~9):1,中青年患者占 80%。

【临床表现】

常见症状为肾绞痛及血尿,少数结石较大者可长期无症状。典型肾绞痛为突然发作的刀割样疼痛,疼痛可沿输尿管向下放射至下腹部、外阴部及大腿内侧。常伴有恶心、呕吐症状,患者坐立不安、大汗淋漓,可呈虚脱状。血尿常出现于肾绞痛之后,或有排石现象。独肾或双侧肾结石堵塞输尿管时会引起急性肾功能不全。部分患者表现为贫血、胃肠道症状或尿路感染。体检可有肾区叩击痛,结石引起重度肾积水时可摸到肿大的肾脏。

【超声表现】

肾结石典型的声像图表现为强回声光团并伴有典型声影。光团位于肾集合系统的某一部位,较大的结石可占据整个肾盂腔,肾集合系统内呈一片强回声。由于肾盂有不同程度的积水,故在肾实质与结石之间可见条状或带状无回声区,使结石更易显示。有时 B 超检查对结石性质的判断有其独到之处。若平片上不显影,而 B 超检查可探测到结石光团伴声影,往往可诊断为尿酸结石,这时可进行溶石治疗。(图 P18-1、图 P18-2)

【其他影像学结果】

X 线平片可看到 90% 以上肾结石,还可看到肾的外形及结石的大小、形态和部位,但受患者胖瘦、肠道积气量的影响。静脉肾盂造影可了解双肾功能、有无积水及整个尿路情况。对造影剂过敏者、妊娠女性、肾功能不全者禁用。CT 与 X 线检查作用类似,不受患者体型及腹腔内脏器影响。

【鉴别诊断】

须与急性胆囊炎、胆道结石、溃疡病、胰腺炎、高位阑尾炎等急腹症相鉴别。

【处理建议】

(1)如果肾结石未引起肾积水或感染,可定期复查。

(2)如果肾结石引起肾积水或感染,应到正规医疗机构就诊。

D19. 肾积水

【定义及流行病学】

肾积水指泌尿系统梗阻所致的肾内尿液积聚、压力升高。肾积水可使肾盂和肾盏扩大及肾实质萎缩。如潴留的尿液发生感染,则称为感染性肾积水;如肾组织因感染坏死而失去功能,肾盂充满脓液,则称为肾积脓或脓肾。造成肾积水的最主要原因是肾盂输尿管连接部梗阻。

【临床表现】

患者往往长期无症状,直至出现腹部包块和腰部胀感时才注意到。包块多在无意中发现,一般有囊性感。疼痛一般较轻,甚至完全不痛。但在间歇性肾积水病例(由异位血管压迫或肾下垂引起)可出现肾绞痛,疼痛剧烈,沿肋缘、输尿管走行放射。多伴有恶心、呕吐、腹胀、尿少。一般在短时间或数小时内缓解,随后排出大量尿液。检查时可触及增大的肾脏。如为巨大肾积水,其张力可能不会很大。

肾积水并发感染时,会出现脓尿和全身中毒症状,如寒战、发热、头痛以及胃肠功能紊乱。梗阻严重时,感染的尿液不能排出,局部疼痛和压痛明显。胀大的肾积水较易受到外伤的影响,轻微损伤即可能引起破裂和出血。尿液流入腹膜后间隙或腹膜腔即引起严重反应,包括剧烈疼痛、压痛和全身症状。

【超声表现】

①轻度肾积水:肾外形正常,肾实质厚度正常,肾盂和肾盏回声光点群分离,中央无回声液性暗区增宽(大于1.5 cm),肾大盏扩张,冠状断面声像图呈"菱角"状或"鹿角"状,横断面呈"C"形或"O"形,纵断面呈"一"字形。②中度肾积水:肾外形轻度增大,肾实质轻度变薄,肾集合系统中央无回声液性暗区明显扩大,肾盂、肾大盏和肾小盏均明显扩张,冠状断面声像图呈"手套"状、"烟斗"状、"莲头"状,横断面呈"花边"状,纵断面呈"哑铃"形或"8"字形。③重度肾积水:肾轮廓显著增大,失去正常形态,肾实质明显变薄或不能显示,肾内呈现巨大无回声液性暗区,冠状断面声像图呈"调色碟"状、"多囊"状,纵断面和横断面呈巨大囊肿形。(图 P19-1、图 P19-2)

【其他影像学结果】

重度肾积水时肾脏 X 线平片可见肾影增大,尿路出现钙化影提示肾或输尿管结石造成梗阻。静脉尿路造影表现为肾盂、肾盏显影慢而淡;肾小盏杯口变平或圆钝,或呈杵状;肾大盏颈部变宽,严重积水时,扩张的肾盂淡而圆,甚至肾盂和肾盏均不显影;肾皮质可变薄;可见梗阻近端输尿管增粗等。

逆行肾盂造影可较清晰地显示肾积水的程度,确定上尿路梗阻的位置及梗阻病变的性质,对诊断有重要意义。CT 平扫可见肾集合系统扩大,晚期肾集合系统呈囊状,肾实质萎缩。核素肾图检查示梗阻性肾图曲线。

【鉴别诊断】

须与单纯性肾囊肿、多囊肾、肾结核性空洞等疾病相鉴别。

【处理建议】

(1) 如果为轻度肾积水且无明显进展,可暂时观察。

(2) 如果肾积水进行性加重,应到正规医疗机构就诊。

D20. 输尿管结石

【定义及流行病学】

输尿管结石多发生于男性,男女比例约为 4.5∶1,大多数结石来源于肾脏。原发输尿管结石很少见,几乎都与输尿管病变有关,如狭窄、憩室、感染、异物等。输尿管的三个生理性狭窄是结石最易停留的位置,如果输尿管结石没有排出,结石可能在停留部位逐渐"长大"并造成梗阻,结石停留部位越高,梗阻越严重。输尿管结石多为单侧,双侧结石仅占10%左右。

【临床表现】

肾绞痛是输尿管结石的典型症状,通常在运动后或夜间突然发生一侧腰背部刀割样剧烈疼痛,同时可以出现下腹部及大腿内侧疼痛、恶心呕吐、面色苍白等。患者坐卧不宁,非常痛苦。有些患者表现为腰部隐痛、胀痛。疼痛之后,有些患者可以发现随尿排出的结石。约80%患者出现血尿,其中大部分为镜下血尿,少部分为肉眼血尿。输尿管结石也可以诱发细菌感染,导致肾积脓、高热。因为结石阻碍了尿液的排出,细菌不能及时排出,严重时可导致败血症而危及生命。独肾或双侧肾结石或输尿管结石所致的梗阻可导致肾脏尿液无法排出,患者出现无尿,发生急性肾功能不全。还有少部分较大的输尿管结石被卡住后完全不能活动,对输尿管刺激较小,患者可没有任何症状。

【超声表现】

输尿管结石的声像图特征如下:①肾窦分离、扩张;②扩张的输尿管突然中断,远端不能显示;③输尿管管腔内显示强回声光团,与管壁分界清晰,后方伴声影;④结石后方出现多普勒快闪伪像(频谱和彩色)。绝大多数结石停留在输尿管的三个生理性狭窄处。在有肾盂扩张的情况下,位于第一狭窄处的结石容易显示,位于第二狭窄处的结石需取仰卧位进行扫查。左侧先显示髂总动脉末端,右侧显示髂外动脉起始部,在动脉和伴随静脉前方可能显示无血流的管状结构及其内部的结石回声,第三狭窄处的结石也容易显示。首先找到输尿管开口处的乳头,以此为标记,再仔细调节远场增益和聚焦点位置,显示其内的结石回声及远端扩张的输尿管。(图 P20-1、图 P20-2)

【其他影像学结果】

X 线平片可见到输尿管结石钙化影,肾积水所致的肾影增大。静脉尿路造影可确定结石在输尿管的具体部位,并可显示结石近端输尿管扩张和肾积水,尚可鉴别尿路以外的钙化阴影。肾积水严重时,X 线平扫显影效果差。逆行尿路造影可显示结石以下输尿管,输尿管导管及造影剂常于结石所在部位受阻。CT 平扫可显示输尿管内大小不等、边缘光滑、圆形或椭圆形高密度影,肾盂及病变以上输尿管扩张。

【鉴别诊断】

须与急性胆囊炎、胆道结石、溃疡病、胰腺炎、高位阑尾炎等急腹症相鉴别。

【处理建议】

(1)如果结石直径<0.6 cm,可多饮水、多活动、用药物排石,定期复查。

(2)如果结石直径≥0.6 cm,应到正规医疗机构就诊。

D21.膀胱结石

【定义及流行病学】

膀胱结石是指在膀胱内的结石,分为原发性膀胱结石和继发性膀胱结石。前者是指在膀胱内形成的结石,多由营养不良引起,多发生于儿童。随着我国经济的不断发展,儿童膀胱结石现已呈下降趋势。后者则是指来源于上尿路或继发于前列腺增生、尿道狭窄、膀胱憩室、尿路感染、膀胱异物或神经源性膀胱等因素而形成的膀胱结石。

【临床表现】

多数患者有尿频、尿急、尿痛和终末血尿,常有排尿中断现象。膀胱黏膜与不光滑的结石摩擦引起出血、感染、黏膜溃疡,严重时甚至可穿破膀胱到达阴道、直肠,形成尿瘘。结石和炎症长期刺激可诱发膀胱癌。长期梗阻可造成输尿管、肾盂积水,肾功能受损。前列腺增生引起的继发性膀胱结石患者可能仅有排尿困难表现。大的膀胱结石在直肠指诊时可能摸到。

【超声表现】

膀胱结石的典型声像图为膀胱后壁单个或多个强回声光团,后方伴声影。结石的大小可为从米粒状到占据整个膀胱。超声仅能显示结石的表层轮廓,以致难以分辨结石后方的膀胱壁回声。对于较小或密度较疏松的结石,后方声影较弱或无明显声影。有的类似软组织团回声。改变体位可见膀胱结石向重力方向移动。膀胱结石合并感染者，尚可见膀胱黏膜局限性增厚，表面粗糙，以三角区和膀胱颈部尤为明显。后壁回声增强效应可能掩盖结石声影，特别是可能掩盖三角区的小结石。膀胱壁残留的缝合线头可能形成结石。改变体位进行检查时结石晃动，而基底部不能离开膀胱壁，形似"铃铛"。（图 P21-1、图 P21-2）

【其他影像学结果】

X 线平片表现为膀胱区大小不等的致密影。若结石不位于耻骨联合中线部位，则 X 线检查难以发现结石。膀胱镜检查：在膀胱镜下能直接看到结石的大小、位置和数目，并能发现其他膀胱疾病，如膀胱炎、膀胱憩室等。膀胱镜检查是诊断膀胱结石的重要方法。

【鉴别诊断】

须与膀胱异物、膀胱肿瘤钙化、输尿管末端结石相鉴别。

【处理建议】

膀胱结石患者多难以自行排出结石，应到正规医疗机构就诊。

D22. 急性阑尾炎

【定义及流行病学】

阑尾炎是一种由阑尾管腔堵塞或血供终止引发阑尾坏死进而继发细菌感染的炎症，常见类型有急性阑尾炎和慢性阑尾炎。急性阑尾炎是临床常见的急腹症，患者年龄跨度广，20～30 岁的青壮年以及男性患病率较高。慢性阑尾炎则多由急性阑尾炎发展而来,食物残渣、蛔虫病、异物、肿瘤等都可能是致病因素。

【临床表现】

急性阑尾炎中 70%~80% 的患者具有典型的转移性右下腹疼痛,也有患者在发病初期出现右下腹痛。妊娠期急性阑尾炎时由于阑尾被增大的子宫推挤向右上方,腹痛可出现在右上腹。慢性阑尾炎右下腹疼痛可间断反复发作多次,有的患者可能仅有隐痛或不适。急性阑尾炎初期可有厌食、恶心、呕吐、腹泻,并发腹膜炎时可有腹胀、排气排便减少等胃肠道症状及乏力、寒战、高热、心率加快等全身症状。慢性阑尾炎由于症状较轻,伴随症状少见。查体可有右下腹固定性压痛、腹膜刺激征、右下腹包块,直肠指诊时可有压痛。

【超声表现】

右下腹探及管状阑尾回声,阑尾肿大,壁增厚,呈双层征,阑尾腔内可见积液或团絮状沉积物或强回声粪石,脓肿形成时周边可见网膜回声包绕及液性暗区。(图 P22-1、图 P22-2)

【其他影像学结果】

CT:90% 的急性阑尾炎患者可发现阑尾增粗、周围脂肪肿胀模糊。

MRI:有助于妊娠期间急性腹部疼痛和盆腔疼痛的评估。正常阑尾在 MRI 上为直径≤6 mm 的管状结构。含有积液、增大的阑尾(直径>7 mm)被认为是异常结果,而阑尾直径在 6~7 mm 之间则是不确定结果。

【鉴别诊断】

须与胃十二指肠溃疡穿孔、异位妊娠、卵巢肿瘤蒂扭转、急性输卵管炎、急性盆腔炎和右侧输尿管结石等相鉴别。

【处理建议】

首选手术治疗,应到正规医疗机构就诊。

D23.巨块型肝癌

【定义及流行病学】

巨块型肝癌是原发性肝癌的一种,因其癌肿为实体巨块而得名,直径＞10 cm。中心部常有出血坏死,周边常有散在的星状癌结节。造成巨块型肝癌发生的常见因素有慢性病毒性肝炎、肝硬化、酗酒、遗传因素、环境因素等多种因素。

【临床表现】

主要表现为肝区疼痛,多为持续性钝痛、刺痛和胀痛,同时伴有乏力、消瘦、食欲减退、腹胀等,部分患者可伴有恶心、呕吐、发热、腹泻等症状,有比较明显的肝大,肝大呈进行性,表面凹凸不平,呈不同大小结节状或巨块状。

【超声表现】

巨块边界清晰,形态比较规则,外周常有声晕存在。肿块内部回声多不均匀,可为低回声、高回声及混合性回声。如果巨块型肝癌由数个癌结节融合而成,则边界不规则,癌肿内部出现"结中结"声像图。巨块型肝癌容易并发肝破裂出血。如患者有突发性剧烈腹痛伴有腹膜刺激征或休克,应考虑到肝癌自发性破裂可能。声像图表现为邻近癌肿的肝包膜局部有不规则无回声区或低回声区存在,肝包膜的明亮线样回声缺乏应有的良好连续性。出血急性期,多表现为透声好的包裹性无回声区,且可发现腹腔内游离积血。出血后期,则仅显示局部存在不规则低回声区。绝大多数巨块型肝癌的非癌肝组织不伴有明显肝硬化声像图表现;即使存在肝硬化,一般仅表现为轻度肝硬化声像图改变,肝脏常显著肿大。(图 P23-1、图 P23-2)

【其他影像学结果】

CT 平扫可表现为等密度、低密度或高密度影,以低密度影为主。增强 CT 表现为肝内巨大肿块,呈"快进快出"型,延迟期可见到假包膜。

【鉴别诊断】

须与肝转移癌、肝血管瘤、肝囊肿、肝胆管癌等相鉴别。

【处理建议】

巨块型肝癌可以通过移植、外科切除、消融等方式来治疗,应到正规医疗机构就诊。

D24. 脾大

【定义及流行病学】

正常人一般在肋缘下不能触及脾,若能触及,则表示脾大。脾大按程度可分为轻度脾大、中度脾大和重度脾大。脾大的病因可分为感染性因素和非感染性因素,感染性因素主要为急慢性感染,非感染性因素包括淤血、血液病、结缔组织病、网状内皮细胞增多症、脾肿瘤与脾囊肿等。

【临床表现】

脾大的主要症状是上腹部胀满感,如果增大的脾压迫肺和食管,有可能出现恶心、呕吐、吞咽不适等相关消化道症状,同时还会伴有脾功能亢进。此外,不同疾病导致的脾大还会出现一系列伴随症状:①贫血、出血点或瘀斑:见于血液病所致脾大。②贫血、黄疸:见于溶血性贫血、慢性病毒性肝炎、肝硬化、恶性组织细胞病、败血症等所致脾大。③肝及淋巴结肿大:见于恶性淋巴瘤、淋巴细胞性白血病、结缔组织病、传染性单核细胞增多症等所致脾大。④肝病面容、肝掌及蜘蛛痣:见于慢性病毒性肝炎、肝硬化所致脾大。⑤各种类型的皮疹:多见于各种传染病所致脾大。⑥水肿和腹腔积液:见于慢性右侧心力衰竭、缩窄性心包炎、肝硬化门脉高压症、下腔静脉梗阻等所致脾大。⑦心脏扩大:见于慢性心力衰竭、大量心包积液所致脾大。

【超声表现】

脾肋间斜切面略呈半月形或近似三角形,轮廓清晰,表面整齐、光滑,实质回声均匀,回声强度略低于肝。有以下异常图像之一者,可考虑脾大:成年男女脾宽径或长径超过正常值;面积指数超过 20 cm^2;在无脾下垂的情况下,脾下极超过肋下,或脾上极达到腹主动脉前缘。仰卧位时脾容易显示,而且能清晰显示 2 个以上切迹,在横断面,90% 的正常人的脾不会出现在主动脉前缘的前面,纵断面不会伸展到肋缘下,否则可认为脾大。(图 P24-1、图 P24-2)

声像图对脾大程度的估测:①轻度脾大:脾测值超过正常值,但仰卧位扫查,深吸气时脾下极不超过肋弓下缘 3 cm。②中度脾大:脾明显增大,但下极不超过脐水平线。③重度脾大:脾下极超过脐水平线并可显示脾周围器官受压移位或变形的征象。

【其他影像学结果】

X 线:长径超过 15 cm,宽径超过 8 cm 可诊断脾大。

脾明显增大时可引起左膈升高,胃泡右移,左肾轮廓影向内下方移位。

CT:脾在任一径线上长度超过 12 cm,横断面图像上脾外缘大于 5 个肋单元(相邻肋骨和肋间隙的宽度分别代表 1 个肋单元);若肝下缘消失的层面上,脾下缘仍能见到,则可认为脾向下增大;前缘超过锁骨中线,下缘超出肋缘或低于左肾下极。

【鉴别诊断】

须鉴别引起脾大的不同病因。

【处理建议】

须根据病因选择不同治疗方式,应到正规医疗机构就诊。

D25.子宫肌瘤

【定义及流行病学】

子宫肌瘤由平滑肌及结缔组织构成,是女性生殖器中最常见的良性肿瘤。常见于 30～50 岁的女性。多数患者无明显自觉症状,常在体检时偶然发现。目前病因不明确。可能与雌激素、孕激素及遗传相关。

【分类】

(1)按照肌瘤生长部位,子宫肌瘤可分为宫体肌瘤(约 90%)和宫颈肌瘤(约 10%)。

(2)按照肌瘤与子宫肌壁的关系,子宫肌瘤可分为肌壁间肌瘤、浆膜下肌瘤及黏膜下肌瘤。

【临床表现】

子宫肌瘤的临床表现与肌瘤的生长部位、生长速度及变性情况密切相关。黏膜下肌瘤及较大的肌壁间肌瘤因使宫腔面积增大,患者出现月经量增大、经期延长及白带增多,从而继发贫血等全身表现。体积较大的浆膜下肌瘤以下腹部扪及包块为主要表现;当带蒂的浆膜下肌瘤发生扭转时,则可出现急性腹痛。肌瘤体积大,压迫周围脏器时,会出现相应症状,如尿频、排尿障碍、便秘、里急后重等。肌瘤红色变性常见于妊娠期及产褥期的女性,可出现急性腹痛伴发热;绝经后女性肌瘤短时间内迅速生长者,应警惕恶变可能。妇科检查时子宫增大、下腹部可扪及包块,带蒂的黏膜下肌瘤脱出于宫颈口时,阴道内可见肿物。

【超声表现】

超声检查为诊断子宫肌瘤的首选方法。在超声检查中,子宫肌瘤病灶多呈低回声,也可呈等回声或高回声。黏膜下肌瘤部分突向宫腔时,子宫内膜变形或局部缺损;完全突向宫腔时,宫腔内出现低回声占位性病变。黏膜下肌瘤突入宫颈管时,宫颈管内可见一低回声实性结节,并有蒂与子宫相连。肌壁间肌瘤表现为子宫肌层的低回声实性结节,边界清晰,有假包膜。浆膜下肌瘤表现为子宫肌层内的异常回声向浆膜下突出,使子宫失去正常形态。完全突出的浆膜下肌瘤借一蒂部与子宫相连。当子宫肌瘤变性时,瘤体内可出现不均质的低回声、细花纹及团状高回声或无回声。(图 P25-1、图 P25-2)

【其他影像学表现】

CT:子宫呈弥漫性增大或局限性膨隆、分叶状突起。增强 CT 可见明显强化现象,可不均匀,轮廓清晰,边缘光滑,缺血坏死区可见不规则无强化区。

MRI：子宫轮廓不规则，表面凹凸不平，平扫 T1WI 及 T2WI 一般呈低信号，信号均匀或不均匀，T2WI 有时可见周围环形的高信号；增强扫描时有强化现象，但程度低于周围正常的肌层。

【鉴别诊断】

须与下列情况相鉴别。

(1) 妊娠子宫、子宫腺肌病、卵巢肿瘤等。

(2) 子宫恶性肿瘤：子宫内膜癌、子宫肉瘤、宫颈癌。

【处理建议】

(1) 如果肌瘤较小并且无症状，可暂时观察。

(2) 如果肌瘤生长速度快或月经量大引起贫血症状，应到正规医疗机构就诊。

D26. 卵巢囊肿

【定义及流行病学】

卵巢囊肿是指卵巢内部或表面形成囊状结构，囊肿内部充满液体或固体物质，是最常见的卵巢良性肿瘤。卵巢囊肿常发生于育龄期女性，绝经后女性较少见。

【分类】

1. 生理性囊肿 与月经周期有关，如卵泡囊肿和黄体囊肿；多可自行消退。

2. 病理性囊肿 病因多种多样，常见的有子宫内膜异位症、多囊卵巢综合征等。这些囊肿不会自行消失，且可能逐渐增大或恶变，需要及时诊断和治疗。

【临床表现】

1. 生理性囊肿 大多无自觉症状，少数人可能会出现月经失调、痛经,囊肿一般会自行消退。当囊肿发生破裂或扭转时,可表现为突发的剧烈下腹痛、恶心呕吐等急腹症症状;出血过多时,可出现休克相关症状。

2. 病理性囊肿 患者可能出现下腹坠胀不适、腰骶部酸痛、阴道排液等;部分卵巢囊肿生长迅速,尤其是双侧卵巢囊肿,应考虑恶变可能。

【超声表现】

超声检查是诊断卵巢囊肿的首选方法,可以提供囊肿的大小、形态、内部结构等信息,有助于进一步鉴别囊肿的性质,并指导治疗。卵巢囊肿的超声表现取决于囊肿的类型和内容物的特性。卵泡囊肿通常表现为单房、无回声(无内部回声)或低回声的囊性结构,边界清晰,内部无分隔或实性成分。黄体囊肿表现为厚壁、低回声或混合性回声的囊性结构,可能有内部出血,故有时会出现内部中等回声或回声增强。子宫内膜异位症者的囊肿通常为均匀的低回声或混合性回声的囊性结构,内部有时呈现"毛玻璃样"回声,囊壁较厚,且内部没有明显的分隔。(图 P26-1、图 P26-2)

【其他影像学表现】

CT:一侧或双侧卵巢内可见类圆形的低密度灶,壁薄或厚薄不均。囊内有出血时密度不均匀。多囊卵巢综合征时表现为卵巢明显增大,内可见多数小囊状低密度区。

MRI:生理性囊肿 T1WI 低信号,T2WI 高信号,信号均匀,边界清晰。多囊卵巢综合征 MRI 表现为双侧卵巢明显增大,其内为多数小圆形 T1WI 低信号、T2WI 高信号区,其间可见 T2WI 为低信号的纤维组织。子宫内膜异位症者的囊肿则因出血时期的不同,MRI 表现各异。

【鉴别诊断】

（1）生理性囊肿与病理性囊肿互相鉴别。

（2）卵巢囊肿须与卵巢良恶性肿瘤相鉴别,如浆液性囊腺瘤、黏液性囊腺瘤、卵巢癌等。

（3）卵巢囊肿还须与异位妊娠、盆腔炎性疾病等相鉴别。

【处理建议】

（1）如果囊肿直径<5 cm,并且无症状,可暂时观察,每3~6个月复查一次超声。

（2）如果囊肿直径≥5 cm、生长速度快,并且出现相应症状、怀疑恶性等,应到正规医疗机构就诊。

D27. 尿潴留

【定义及流行病学】

尿潴留是指膀胱内充满尿液而不能正常排出。其按病史、特点分为急性尿潴留和慢性尿潴留两类。急性尿潴留起病急骤,膀胱内突然充满尿液不能排出,患者十分痛苦,常需急诊处理;慢性尿潴留起病缓慢,病程较长,下腹部可触及充满尿液的膀胱,但患者不能排空膀胱,由于疾病长期存在和患者已适应痛苦,症状反而不重。尿潴留常见原因是由各种器质性病变造成的尿道或膀胱出口机械性梗阻,如尿道病变（包括炎症、异物、结石、肿瘤、损伤、狭窄以及先天性尿道畸形等）和膀胱颈梗阻性病变（包括膀胱颈挛缩、纤维化、肿瘤及急性前列腺炎或脓肿、前列腺增生、前列腺肿瘤等）。此外,盆腔肿瘤、妊娠子宫等也可引起尿潴留。还有由排尿动力障碍所致的动力性梗阻也可引起尿潴留,如中枢和周围神经系统病变（包括脊髓或马尾损伤、肿瘤,盆腔手术损伤支配膀胱的神经以及糖尿病等）造成神经性膀胱功能障碍。

【临床表现】

急性尿潴留患者发病突然，膀胱内充满尿液不能排出，胀痛难忍，辗转不安，有时从尿道溢出部分尿液，但不能减轻下腹部疼痛。慢性尿潴留多表现为排尿不畅、尿频，常有尿不尽感，有时有尿失禁。少数患者虽无明显慢性尿潴留梗阻症状，但往往已有明显上尿路扩张、肾积水，甚至出现尿毒症症状，如身体虚弱、贫血、呼出气体有尿臭味、食欲缺乏、恶心呕吐、贫血、血清肌酐和尿素氮水平升高等。体检可见患者下腹隆起，叩诊浊音。

【超声表现】

B超可见膀胱过度充盈，膀胱黏膜光滑，膀胱壁变薄。（图 P27-1、图 P27-2）

【其他影像学结果】

CT 平扫可见膀胱过度充盈，冠状面呈圆形或椭圆形，有时可见扩大的膀胱突入腹腔。

【鉴别诊断】

须与泌尿系统其他疾病相鉴别，如尿路感染。

【处理建议】

尿潴留患者应到正规医疗机构就诊，行导尿或膀胱穿刺来解决尿路梗阻。

D28.腹腔大量积液

【定义及流行病学】

正常人的腹腔内存在少量液体，一般不超过 200 mL。

当出现门静脉压力增高,内脏动脉扩张,血浆胶体渗透压降低和其他因素等造成腹腔内游离液体量超过 3000 mL 时,称为腹腔大量积液。临床上腹腔积液并不是一种独立的疾病,根据临床表现的性质和特点,腹腔积液可分为漏出性、渗出性和血性三大类。肝源性、心源性、静脉阻塞性、肾炎性、营养缺乏性等类疾病均可能引起腹腔积液。

【临床表现】

腹腔积液量少时无明显症状。腹腔大量积液患者可出现消化系统症状(如腹胀,甚至腹痛、腹泻、恶心、食欲不振等)、全身症状(如乏力、消瘦,甚至发热等)及呼吸系统症状(如胸闷、气短、呼吸困难等)。当体位变化时,呼吸系统症状也可能出现变化。其他症状和体征:脐疝、蛙腹、液波震颤和移动性浊音等;原发疾病引起的症状。

【超声表现】

腹腔大量积液一般全腹分布,B 超可见全腹均探及无回声的液性暗区。由于大量积液的存在,腹腔内脏器受到压迫并受系膜、韧带等牵拉,悬浮于液体中。(图 P28-1、图 P28-2)

【其他影像学结果】

CT:腹部膨隆,腹膜腔扩大,全腹腔内脏器周围均被水样密度区包绕,液体积聚在两侧结肠旁沟内,并推移结肠向中央聚拢,液体也可位于小肠系膜根部附近并推移小肠,使肠管漂浮于大量腹腔积液中,类似于"水上浮莲征"。

【鉴别诊断】

须鉴别引起腹腔积液的不同病因。

【处理建议】

须根据病因选择不同治疗方式,应到正规医疗机构就诊。

D29.亚急性甲状腺炎

【定义及流行病学】

亚急性甲状腺炎是最常见的痛性甲状腺疾病。其是一种自限性甲状腺炎,与病毒感染有关,如流感病毒、柯萨奇病毒、腺病毒和腮腺炎病毒等病毒感染。绝大多数可以治愈,一般不遗留甲状腺功能减退症(简称甲减)。本病约占甲状腺疾病的5%,女性多见。一年四季均可发病,以春秋季更为多见。

【临床表现】

患者起病前1~3周常有病毒感染史,如咽炎、腮腺炎、麻疹等。甲状腺区疼痛明显,放射至耳部,吞咽时加重。可能伴有全身不适、食欲减退、发热、心动过速等。体检显示甲状腺轻至中度肿大,质地偏硬,显著触痛,少数患者伴有颈部淋巴结肿大。甲状腺毒症表现多不明显。肿痛持续4~6周,部分患者反复发作或持续发作。炎症消退后可能出现一过性甲减,少数发展为永久性甲减。病程一般为2~4个月,部分患者可持续更久。有时会反复发作。

【超声表现】

患侧甲状腺肿大,其与颈前肌之间的间隙模糊或消失。甲状腺内显示低回声区,其形状不规则,呈片状,边界较模糊,用探头挤压时甲状腺区域出现疼痛症状;甲状腺内低回声区可单发或多发,多发低回声区可相互融合,低回声区呈

"冲洗"征。CDFI 显示病灶内血流轻度增多或无明显改变。(图 P29-1、图 P29-2)

【其他影像学表现】

CT 平扫示双侧甲状腺不对称性弥漫性增大,密度明显减低,有时呈小片状,密度不均匀,少见钙化灶。增强 CT 多表现为轻度或明显不均匀强化,一般无明显占位效应。

【鉴别诊断】

须与急性化脓性甲状腺炎、桥本甲状腺炎、结节性甲状腺肿、甲状腺癌等相鉴别。

【处理意见】

亚急性甲状腺炎可导致永久性甲减,应到正规医疗机构就诊。

D30. 急性腮腺炎

【定义及流行病学】

急性腮腺炎包括急性化脓性腮腺炎和流行性腮腺炎。急性化脓性腮腺炎常见于腹部大手术后,故又称为手术后腮腺炎。急性化脓性腮腺炎的常见病原体是葡萄球菌,主要是金黄色葡萄球菌,其次为链球菌,而肺炎双球菌、奋森螺旋体少见。流行性腮腺炎是一种由流行性腮腺炎病毒感染引起的高度传染性疾病,一年四季均可发病,4—7 月和 11 月至次年 1 月为发病高峰期。儿童的免疫功能尚不完善,是该传染病的重要易感人群。

【临床表现】

急性化脓性腮腺炎:单侧或双侧同时或先后发生急性腮腺肿大、胀痛或持续性跳痛,张口受限,全身发热。局部病变表现为以耳垂为中心的腮腺肿大,皮肤发红,皮温增高,明显压痛,由于腮腺包膜致密,故扪之较硬。口内腮腺管口红肿,分泌物减少,病变后期挤压腮腺管口时,可有淡黄色较稠的脓性分泌物溢出。由于腮腺腺体呈分叶状,故其形成脓肿后可表现为多灶性,即有多个分散的脓肿,加之腮腺筋膜坚韧,故即使有脓肿形成,亦难以扪及波动感。全身情况较差的患者,急性期感染可向相邻组织间隙扩散,而表现出相应间隙的蜂窝织炎的临床体征,病程后期脓肿穿破腮腺筋膜及相邻组织,可由外耳道溃破溢脓,亦可在颌后或下颌角区形成皮下脓肿。

流行性腮腺炎:发病初期可有发热、头痛、咽痛、一侧腮腺非化脓性肿大,并向边缘扩大,表面皮肤不红,触之疼痛,有弹性感;后期对侧亦可出现肿大,同时可累及颌下腺、舌下腺;尤其张口或咀嚼时可更明显地感到腮腺局部胀痛。严重时可并发脑膜脑炎、睾丸炎、卵巢炎、胰腺炎等。

【超声表现】

急性化脓性腮腺炎:腮腺呈弥漫性增大,回声减低,欠均匀;可显示边缘不光滑的液性无回声区;腮腺管扩张;腮腺周围淋巴结肿大;彩色多普勒超声显示内部血流信号较丰富,肿大淋巴结血液供应增多;血流速度明显加快,阻力指数较低。(图 P30-1、图 P30-2)

流行性腮腺炎:单侧或双侧腮腺增大,以深叶增大为主,通常以前后径>2 cm 作为肿大的诊断标准;腮腺回声不均、粗糙,回声减低,无片状低回声区;因无脓细胞及脱落坏死的上皮细胞,故一般无脓肿形成;腺体内及周边可见肿大淋巴结,多散在分布。CDFI 示腺体内血流信号增多,血流速度增快。

【其他影像学表现】

根据流行性腮腺炎接触史、临床体征及生化检查结果,流行性腮腺炎的诊断常不难,无须影像学检查。CT/MRI对急性化脓性腮腺炎及脓肿的显示非常有帮助,可见腮腺弥漫性增大,腺体内单房或多房脓腔及周围感染播散范围。

(1)X线平片和腮腺造影:价值有限,主要用于排除唾液腺结石。

(2)CT:腮腺单侧弥漫性增大,轮廓欠清晰。早期腺体密度增高,不均匀,后期脓肿形成,可见斑点状或空洞状液性低密度坏死区。增强扫描显示腮腺弥漫性增大区明显强化,其内有时伴无强化的坏死脓腔。

(3)MRI:腮腺弥漫性增大,T1WI呈低信号,T2WI呈高信号,周围筋膜及皮下脂肪充血水肿。增强扫描示腮腺及邻近筋膜明显强化,坏死脓腔无强化。

【鉴别诊断】

(1)急性化脓性腮腺炎与流行性腮腺炎须相互鉴别。

(2)急性腮腺炎须与咬肌间隙感染等相鉴别。

【处理建议】

应到正规医疗机构就诊。

D31.胆总管结石

【定义及流行病学】

胆总管结石可分为原发性胆总管结石和继发性胆总管结石。原发性胆总管结石是指胆总管内结石原发于胆管系统;若胆囊结石下降至胆总管,则称为继发性胆总管结石,其结构和组成成分与胆囊内结石相同。继发性胆总管结石也可认为是胆囊结石的胆囊外并发症,所以多见于病程比较长的患者,特别是老年患者。

【临床表现】

胆管梗阻和胆管炎是胆总管结石的主要表现。典型症状是在开始时有典型的胆绞痛,常伴有恶心、呕吐。若患者合并胆道感染,则可能出现寒战、高热、出汗,并在24小时后出现黄疸。经过适当的治疗后,上述症状可缓解,但也可复发。

【超声表现】

肝外胆管不同程度扩张,梗阻严重时,胆囊可明显增大;胆管壁增厚,回声增强;胆总管内见形态稳定的强回声光团,后方伴声影,这是诊断胆总管结石的重要特征,但是胆总管内一些较小的结石或泥沙样结石可表现为中等或较弱的回声光团,后方回声较弱;强回声光团与胆管壁之间界限清晰,典型者可见强回声周边有细窄的无回声包绕;胸膝位或脂肪餐后强回声可发生位置变动。(图 P31-1、图 P31-2)

【其他影像学表现】

CT:可有特征性"靶征""新月征"表现。

MRI:T1WI 显示结石为扩张胆管内低于或高于胆汁的异常信号,T2WI 显示结石在高信号胆汁衬托下呈低信号充盈缺损。

【鉴别诊断】

须与下列疾病相鉴别。

(1)先天性疾病:如胆总管囊肿、溶血性黄疸。

(2)感染性疾病:如传染性肝炎、慢性胰腺炎、急性胆囊炎。

(3)外伤性病变:如手术后胆总管狭窄。

【处理建议】

因胆总管结石急性发作时可引起剧烈腹痛,应到正规医疗机构就诊。

D32.肝脓肿

【定义及流行病学】

肝脓肿是由微生物侵入肝,并在其中繁殖,从而导致的肝脏占位性、化脓性病变。多种细菌感染引起的细菌性肝脓肿常又称为化脓性肝脓肿,此种肝脓肿最常见(占比达80%)。在西方国家,细菌性肝脓肿的主要致病菌是大肠埃希菌,而亚洲国家的主要致病菌是肺炎克雷伯菌。溶组织内阿米巴感染引起阿米巴肝脓肿。真菌感染引起的真菌性肝脓肿最少见(占比不到10%),最常见的致病真菌是念珠菌。

【临床表现】

肝脓肿患者可能出现以下症状:发热、寒战、盗汗、恶心或呕吐、右肩疼痛(由膈神经刺激引起)、右上腹疼痛、咳嗽、呼吸困难、厌食或近期不明原因的体重减轻。90%的患者存在发热,50%~75%的患者存在腹痛。体格检查有时可触及患者肿大的肝脏,肝区有叩击痛等。少数肝脓肿患者可出现呼吸窘迫甚至明显休克。

【超声表现】

肝脓肿的声像图表现依其病理过程不同而有较大的差

异,其演变过程可分为三期,基本反映了肝脓肿的发展过程。

1. 脓肿前期(炎症期) 早期局部充血水肿时,病灶呈现边界欠清晰的低回声区,内部回声均匀,后方回声可轻度增强。当肝组织被破坏而出血和坏死时,内部出现点、片状高回声,间有不均匀的粗点状低回声区,边缘模糊不清。有时周围出现较宽的高回声圈,有时为低回声晕环,这可能为周围组织水肿的结果。彩色多普勒超声检查病变区可测及血流信号,频谱多普勒超声常发现低阻动脉血流。此期酷似实质性肝脏病变。若不结合病史及声像图动态变化,有时很难将其与肝癌相鉴别。

2. 脓肿形成期 病灶发生变性、坏死和液化后,形成脓肿。声像图表现为边缘较清晰的无回声区。壁厚而粗糙,内壁不光整。脓肿的内部回声特征依其液化程度和所含内容物的均匀程度不同而有所不同。当脓肿液化充分,脓汁稀薄而均匀时,其内部为较典型的无回声区,仅在增加仪器增益后,内部才出现稀疏的细点状回声,其间有散在的片状或条索状高回声,具有随呼吸运动和体位改变而浮动的特征,并缓慢向脓腔底部沉积。当脓汁黏稠而均匀时,脓肿的声像图可以呈现均质性低回声团块,酷似实质性病变。当脓肿内腔坏死、液化不充分时,内部可有条索或斑片状分隔样高回声,形成多发蜂窝状小腔。彩色多普勒超声检查可发现血流信号主要集中在脓肿周壁、脓腔分隔以及邻近肝组织处,在已经液化的部分则无血流信号显示。(图 P32-1)

3. 脓肿吸收期 肝脓肿经过药物治疗或穿刺引流后,脓汁逐渐减少,脓腔壁新生肝组织和肉芽组织生长,脓腔不规则缩小,失去紧张感和胀满感。脓肿内部无回声区明显减小或消失,代之以斑片状或条索状高回声。由于肝脓肿的脓腔闭合较慢,所以,在恢复期的较长一段时间内,声像图上仍可见脓肿壁和脓腔残留物等的增强的杂乱回声。彩色多普勒超声检查可发现血流信号较前明显减少,或无血流信号显示。需要注意的是,当遗留的脓肿残腔内无回声区增大时,应高度怀疑脓肿复发。(图 P32-2)

4. 慢性肝脓肿 久治不愈的慢性肝脓肿,由于脓腔壁显著增厚,内壁肉芽组织和周围组织严重炎性浸润,脓腔内稠厚的坏死组织不断积聚,声像图表现为实质性杂乱高回声团块,在病变区,彩色多普勒超声检查可检测到低阻动脉血流信号。慢性肝脓肿极易被误诊为肝肿瘤。当脓肿壁或内部有钙化时,声像图表现可与肝棘球蚴囊肿相混淆。

【其他影像学表现】

CT:典型肝脓肿 CT 平扫表现为圆形或类圆形的低密度灶,周边可出现密度不同的环形带,可呈单环、双环或者三环。增强扫描示脓肿壁出现不同程度的强化改变,而脓肿内部无强化。直径较大的脓肿内还可检出气体的存在。

MRI:肝脓肿可单发或多发,可为单房或多房,T1WI 表现为类圆形或不规则低信号,脓肿壁的信号高于脓腔而低于肝实质,呈"晕环征",T2WI 上表现为明显的高信号,脓肿壁为中等信号。

【鉴别诊断】

(1)细菌性肝脓肿与阿米巴肝脓肿须相互鉴别。

(2)肝脓肿须与原发性肝癌、肝转移瘤、肝包虫病等相鉴别。

【处理建议】

应到正规医疗机构就诊。

D33. 肝破裂

【定义及流行病学】

肝破裂分自发性和创伤性两种,自发性肝破裂是指无明确的外伤史而发生的破裂,创伤性肝破裂则由腹部外伤所引起,在各种腹部损伤中发生率为15.0%～20.0%。单纯性肝破裂死亡率约为9.0%,合并多个脏器损伤和复杂性肝破裂的死亡率可达50.0%。

闭合性肝破裂主要造成以下三种损伤:①肝包膜下血肿:肝实质的表面破裂,而肝包膜尚完整,则血液积聚在包膜下。②肝中央破裂:肝实质的中央部分损伤破裂,而肝包膜及浅层实质仍完整,常伴有肝血管和胆管的断裂,形成较大的肝内血肿和胆汁潴留,压迫组织而造成广泛坏死。③肝真性破裂:肝实质和肝包膜均破裂,血液和胆汁直接流入腹腔。

【临床表现】

轻者仅有右上腹痛,可向右肩背部放射,肝浊音界扩大。肝完全破裂时可表现为出血性休克,因血液、胆汁流入腹腔,腹膜刺激征阳性;移动性浊音阳性,肠鸣音消失,腹腔穿刺可抽出混有胆汁的血液。血液经胆道进入消化道,可出现呕血或排柏油便。

【超声表现】

1.肝包膜下血肿　肝包膜略向外突起,包膜下探及梭形无回声包块,其后缘可压迫肝实质,如为陈旧性积血,则无回声包块内透声较差,随着血肿的逐渐吸收,其内可出现点状或条索状弱回声区。尚无腹腔积液。

2.肝中央破裂 肝内不规则低回声或强回声区分布不均匀,边界尚清晰。若出现较大血肿,肝内可探及不规则的无回声区。尚无腹腔积液或仅在肝肾间隙内探及少量积液。

3.肝真性破裂 肝包膜回声中断,肝实质内探及片状非均质区,部分可见非均质区自实质中央延伸至包膜下,此类型可于肝肾间隙、盆腹腔内探及积液(积血)。(图 P33-1、图 P33-2)

【其他影像学表现】

CT:肝包膜下血肿表现为肝外半月形低密度或等密度区,伴随相应肝实质受压变平;肝中央破裂则显示为境界模糊的圆形、卵圆形或星形低密度区。

【鉴别诊断】

须与肝脓肿、脾破裂、肾破裂、空腔脏器破裂、肝血管瘤等相鉴别。

【处理建议】

应到正规医疗机构就诊。

D34.急性胰腺炎

【定义及流行病学】

急性胰腺炎是常见的外科急腹症之一,病情复杂多变,程度轻重不等,病死率高,是目前外科较棘手的急腹症之一。其病因多样,与胆道疾病、饮酒、十二指肠液反流、外伤、肿瘤及医源性因素相关。

【临床表现】

常于饱餐或饮酒后突发剧烈腹痛,疼痛位于左上腹,向左肩部及左腰背部放射。胆源性腹痛者,腹痛始发于右上腹部,逐渐向左转移,可伴有发热、恶心、呕吐及腹胀,腹膜刺激征可为阳性。轻症急性胰腺炎患者可不发热或轻度发热。合并胆道感染者常伴有寒战、高热。持续性高热提示胰腺坏死伴感染。若胆总管受压,则可出现黄疸。重症急性胰腺炎患者可有休克及电解质紊乱表现,并伴有全身器官功能障碍,危及生命。少数严重患者胰腺的出血可经腹膜后途径渗入皮下,在腰部、季肋部和下腹部皮肤出现大片青紫色瘀斑,称格雷-特纳(Grey-Turner)征;若出现在脐周,则称卡伦(Cullen)征。

【超声表现】

可以发现胰腺肿大和胰周液体积聚。当胰腺水肿时,超声显示为均匀的低回声;如果出现粗大的强回声,则提示可能存在出血或坏死的情况。如果同时发现胆道结石和胆管扩张,则提示胆源性胰腺炎的可能性较大。需要注意的是,超声容易受到胃肠道气体的干扰,这可能影响诊断的准确性。(图 P34-1、图 P34-2)

【其他影像学表现】

CT 是诊断急性胰腺炎最有价值的影像学检查方法。它不仅能确诊胰腺炎,还能判断是否伴有胰腺组织坏死。如果在胰腺弥漫性肿大的基础上,出现质地不均、液化以及蜂窝状低密度区域,则可以确诊为胰腺坏死。

MRI 能够提供与 CT 相似的诊断信息。磁共振胆胰管成像(MRCP)技术能清晰显示胆管和胰管,对于诊断因胆道结石、胆胰管解剖异常等原因引发的胰腺炎具有重要作用。

【鉴别诊断】

须与急性胆囊炎、胃十二指肠溃疡、急性肠梗阻、心肌梗死、肠系膜血管栓塞或血栓形成、急性肝炎等相鉴别。

【处理建议】

应到正规医疗机构就诊。

D35.脾破裂

【定义及流行病学】

脾破裂即脾损伤,指脾因外伤或其他原因而破裂,通常伴随出血。脾破裂是腹部外伤中较为常见和严重的并发症之一。按病理解剖情况,脾破裂可分为中央型脾破裂(脾实质深部破裂)、包膜下脾破裂(脾实质周边部分破裂)和真性脾破裂(累及被膜),有时包膜下脾破裂及中央型脾破裂可转为真性脾破裂,此时称为延迟性脾破裂。

【临床表现】

脾破裂的临床表现取决于出血的量和速度。左上腹或左侧胸部疼痛是脾破裂最常见的症状,疼痛可能放射至左肩。大量出血会导致患者出现休克表现,腹腔内大量积血而出现腹部膨隆、移动性浊音等体征。查体时可出现腹膜刺激征、移动性浊音阳性。

【超声表现】

1. **中央型脾破裂** 正常脾实质回声十分均匀,脾挫伤引起脾实质内片状或团块状回声增强或强弱不均,提示新鲜出血或血肿。这种异常回声可发展成局限性无回声区或低回声区(局限性血肿),也可发展成多发小片状低回声区(提示多发性小血肿)。局限性回声增高的新鲜血肿有时表现酷似脾肿瘤,其特点是多样性和易变性,隔日复查常见明显的动态改变,如回声由强变弱,多数含液病变融合扩大等。

2. 包膜下脾破裂 多数显示梭形或不规则形无回声区或低回声区,位于脾包膜下方。血肿通常位于脾的膈面或外侧,使脾实质受压移位。血肿内可有低回声的团块和沉淀物,代表凝血块和血细胞沉渣。有时尚可见条索状分隔样结构,系机化所致,提示陈旧性血肿。

3. 真性脾破裂 脾包膜的连续性中断,常可见脾实质出现裂口与裂隙,甚至大部分断裂。严重者脾失去其正常轮廓。少数脾上极破裂或由于疼痛等原因超声扫查困难,看不到脾包膜撕裂的原发征象。可见脾周围积液征象,即脾周围出现低回声区或无回声区,适当加压扫查可见积液宽度发生改变,此乃脾周围血肿表现,为真性脾破裂的重要间接征象。(图 P35-1、图 P35-2)

【其他影像学表现】

CT:脾脏实质内可见线状或不规则局灶性低密度影,脾脏表面与包膜之间可见新月形或梭形高密度影或低密度影,脾周、盆腔可见游离液体。

【鉴别诊断】

须与肝破裂、肾损伤、肠系膜损伤、胃肠道穿孔、异位妊娠破裂、急性胰腺炎等相鉴别。

【处理建议】

应立即到正规医疗机构就诊。

D36. 异位妊娠破裂

【定义及流行病学】

受精卵在子宫体腔以外着床称为异位妊娠,俗称宫外孕。90%以上的异位妊娠发生在输卵管,卵巢妊娠、腹腔妊娠、宫颈妊娠、子宫阔韧带妊娠及瘢痕妊娠少见。输卵管炎症、输卵管手术史以及应用辅助生殖技术等是异位妊娠的高危因素。然而,大多数异位妊娠患者并无高危因素。受精卵着床于输卵管黏膜皱襞间,胚泡生长发育时绒毛向管壁方向侵蚀肌层及浆膜,最终穿破浆膜,导致输卵管妊娠破裂。

【临床表现】

停经、腹痛及阴道流血为异位妊娠三联征。约 1/4 的患者无明显停经史,而表现为月经推迟几天后的少量阴道流血,患者常将此误认为是月经来潮。阴道流血量或多或少。当异位妊娠破裂时,可出现受精卵着床侧下腹部突发性撕裂样疼痛,可伴里急后重感,并可引起胸痛及肩部疼痛。当出血量大时,可出现休克表现。查体时发现受精卵着床侧下腹部有明显压痛、反跳痛及肌紧张;出血量大时可见腹部膨隆、全腹压痛和反跳痛,但压痛仍以输卵管处为甚,移动性浊音阳性。妇科检查示子宫稍增大,有漂浮感,阴道后穹隆饱满,有触痛;宫颈举痛阳性。

【超声表现】

超声检查可明确异位妊娠部位和大小,对异位妊娠诊断至关重要,经阴道超声检查准确性高。在超声监测下,若在宫腔内未探及孕囊,但在宫旁区域探及异常低回声区,并且可见卵黄囊、胚芽和原始心管搏动,可明确诊断为异位妊娠。若在宫旁区域探及混合性回声区,且子宫直肠窝有游离暗区,即使未见胚芽或原始心管搏动,也应高度怀疑异位妊娠。此外,即使子宫体腔外未见异常回声,异位妊娠的可能性仍不能排除。有时在子宫内可见假孕囊(由蜕膜和血液形成),应注意与宫内妊娠相鉴别,以免误诊。子宫直肠窝积液本身也不能作为异位妊娠的确诊依据。将超声检查与血清hCG测定结合使用,对异位妊娠的诊断更有帮助。(图P36-1、图P36-2)

【鉴别诊断】

须与下列情况相鉴别。

(1)急腹症:黄体破裂、盆腔炎性疾病、卵巢肿瘤蒂扭转、急性阑尾炎、腹腔器官创伤、脾破裂等。

(2)妊娠相关疾病:流产等。

【处理建议】

因异位妊娠破裂可致生命危险,应到正规医疗机构就诊。

D37.黄体破裂

【定义及流行病学】

黄体破裂是女性排卵并发症之一,25~35岁的已婚或有性生活的女性为高发人群,多见于右侧卵巢。性交、剧烈运动或创伤为其主要诱因。

【临床表现】

黄体期性交、剧烈运动或创伤后突发一侧下腹痛。腹腔内出血较多时,患者可有贫血貌,甚至出现休克表现。腹部查体时可有患侧下腹压痛。出血较多时,腹部叩诊移动性浊音呈阳性。妇科检查示宫颈举痛及摇摆痛阳性,患侧子宫附件区可触及肿块,边界欠清,触痛明显。未婚女性可行肛门检查,表现为患侧子宫附件区触及肿块及压痛。

【超声表现】

主要表现为子宫直肠陷凹、盆腔等部位可见液性暗区,大小不等,液体多时在子宫周围也可见液性暗区。部分患者可见输卵管积液。盆腔内多无明显肿块,子宫大小、形态正常,宫腔内多无明显异常。(图 P37-1、图 P37-2)

【其他影像学表现】

CT:子宫附件区可见壁厚的囊肿,囊内有高密度灶。囊壁不连续或不规则提示囊肿破裂,腹腔内高衰减的游离液体提示腹腔内出血。

MRI:黄体结构清晰,囊壁增厚。腹腔内出血在 T1WI 和 T2WI 上的表现随着出血时间不同而不同。

【鉴别诊断】

须与下列疾病相鉴别。

(1)妇科急腹症:输卵管妊娠、盆腔炎性疾病、卵巢肿瘤蒂扭转。

(2)其他:急性阑尾炎、腹腔器官创伤、脾破裂等。

【处理建议】

因黄体破裂可致失血性休克而危及生命,应到正规医疗机构就诊。

D38.膀胱肿瘤

【定义及流行病学】

膀胱肿瘤是泌尿系统最常见的肿瘤,绝大多数来源于上皮组织,其中90%以上为尿路上皮癌,鳞癌和腺癌各占2%～3%;1%～5%来自间叶组织,多数为肉瘤或横纹肌瘤,多见于儿童。引起膀胱肿瘤的病因有很多,如长期接触芳香族化合物、吸烟、膀胱慢性感染、异物长期刺激、应用某些药物(如非那西丁)。大部分膀胱肿瘤患者确诊时为分化良好或中等的非肌层浸润性膀胱癌,其中约10%的患者最终发展为肌层浸润性膀胱癌或转移性膀胱癌。膀胱肿瘤的大小、数目、分期与其进展密切相关。

【临床表现】

血尿为膀胱肿瘤最常见的首发症状,85%的患者可出现反复发作的无痛性间歇性肉眼血尿。出血量可大可小,严重时带有血块。在膀胱肿瘤发病的全过程中,所有患者或早或晚都会出现血尿。

膀胱肿瘤本身的浸润,肿瘤组织溃疡、坏死及感染,以及瘀血块等均可成为刺激因素,使膀胱肌肉收缩而产生尿意。患者出现尿频、尿急、尿痛及持续性尿意,并伴持续性腰胀痛。肿瘤细胞侵及尿道括约肌时出现尿失禁。出现膀胱刺激征一般为预后不良的征兆。肿瘤组织脱落或肿瘤本身以及血块阻塞膀胱内口处导致排尿困难者约占7%,甚至导致尿潴留。当肿瘤侵及输尿管口时,引起肾盂及输尿管口扩张积水,甚至感染,而引起不同程度的腰酸、腰痛、发热等。如双侧输尿管口受侵,则可发生急性肾功能衰竭症状。约3%的患者可以发现下腹部包块,此多为膀胱顶部腺癌或其他部位恶性程度高的膀胱实体癌。膀胱肿瘤晚期时,患者可出现恶心、食欲不振、发热、消瘦、贫血、衰弱、恶病质、类白血病反应等症状。

【超声表现】

超声检查对膀胱肿瘤的检出率与肿瘤的部位、大小有关,对膀胱三角区和顶部的肿瘤,或直径<0.5 cm的肿瘤容易漏诊。膀胱肿瘤主要声像图表现为肿瘤多呈乳头状、结节状、菜花样或不规则状,弥散性增厚少见。无论肿瘤形态如何,CDFI均能显示其内部有血流信号。参照膀胱肿瘤国际统一TNM分期法,可根据声像图粗略地将膀胱肿瘤分为表浅型和浸润型。(图P38-1、图P38-2)

【其他影像学结果】

膀胱镜检查在膀胱肿瘤诊断中占有极重要的地位,它可在直视下观察到肿瘤的数目、位置、大小、形态及与输尿管口的关系等,同时可做活检以明确诊断,也是制订治疗计划必不可少的重要依据。膀胱造影现应用不多,但有时可补充膀胱镜检查之不足。膀胱容量较小、出血较重或肿瘤太大,膀胱镜难窥全貌时,往往不能用膀胱镜检查进行诊断,可用分部膀胱造影方法。对于膀胱肿瘤,确诊前必须做静脉肾盂造影,它能排除肾盂和输尿管的肿瘤,显示因输尿管口或膀胱底部浸润性病变所造成的输尿管梗阻,了解双侧肾功能。CT检查能够了解膀胱肿瘤与周围脏器的关系,肿瘤的外侵程度,远隔器官是否有转移,有助于确定TNM分期,对制订治疗计划很有帮助。在诊断膀胱肿瘤及转移性淋巴结增大方面,CT的准确率为80%左右。

【鉴别诊断】

须与前列腺结节样增生、前列腺癌、膀胱结核、腺性膀胱炎等泌尿系统疾病相鉴别。

【处理建议】

膀胱肿瘤多数为恶性肿瘤,应到正规医疗机构就诊。

D39. 前列腺炎

【定义及流行病学】

前列腺炎指在病原体和某些非感染因素作用下引起的前列腺炎症性疾病,患者出现以骨盆区域疼痛或不适、排尿异常等症状为特征的一组疾病。前列腺炎是泌尿系统、男性生殖系统的常见病,在泌尿外科门诊患者中占8%～25%。此病可发生于成年男性任何年龄段,但多见于中青年。在亚洲,20～79岁男性人群的患病率为2.67%～8.70%。到目前为止,前列腺炎的发病机制尚未明确。其发病诱因有酗酒、嗜食辛辣食物、不当性活动、久坐、过度劳累、盆底肌挤压、导尿等。

【临床表现】

Ⅰ型(急性细菌性前列腺炎):起病急,可表现为突发的发热性疾病,伴有持续和明显的下尿路感染症状,尿液中白细胞数增多,血液和尿液细菌培养阳性。

Ⅱ型(慢性细菌性前列腺炎):有反复发作的下尿路感染症状,持续时间超过3个月。前列腺液中白细胞数增多,细菌培养阳性。

Ⅲ型(慢性前列腺炎、慢性骨盆疼痛综合征):此为前列腺炎中最常见的类型,表现为长期、反复的骨盆区疼痛或不适,持续时间超过3个月,可伴有不同程度的排尿异常症状和性功能障碍,患者精液中白细胞数可增多。

Ⅳ型(无症状性前列腺炎):无自觉症状,仅在有关前列腺方面的检查时发现炎症证据。

【超声表现】

前列腺组织结构界限不清晰。前列腺轻度增大,前列腺内回声减低,呈散在低回声,有不均匀回声光点,边缘不光滑,内外腺交界处见增强斑状回声,其大小和分布不一。(图 P39-1、图 P39-2)

【其他影像学结果】

CT 仅作为诊断前列腺炎的一种辅助性方法。一般表现为前列腺普遍增大;MRI 对软组织分辨率高,是目前诊断前列腺疾病最好的方法。前列腺炎性病变、瘢痕组织、纤维化、穿刺后出血及内分泌治疗后均可表现为前列腺 T2WI 低信号。

【鉴别诊断】

须与前列腺结核、前列腺癌、膀胱炎等泌尿系统疾病相鉴别。

【处理建议】

前列腺炎应到正规医疗机构就诊,行抗感染治疗。

D40. 前列腺增生

【定义及流行病学】

前列腺增生又称前列腺结节状增生或良性前列腺增生,表现为前列腺移行带和尿道周围腺体增生,或间质组织增多,也可两者都有。前列腺增生而压迫膀胱颈和后尿道是引起中老年男性排尿障碍最常见的原因。据统计,50 岁以上的男性中 50% 以上有不同程度的前列腺增生,且随着年龄增长进行性发展。有关前列腺增生发病机制的研究颇多，但病因仍未得到阐明。已知前列腺增生必须具备有功能的睾丸及年龄增长两个条件。近年来发现，吸烟、肥胖、酗酒、家族史、人种也与前列腺增生有关。

【临床表现】

前列腺增生的主要症状是尿频、尿急、排尿困难，后期患者可出现尿潴留、尿失禁、肾积水等现象，少部分患者可有血尿。尿频主要原因是增生的腺体压迫膀胱颈部，直接刺激了膀胱颈部感受器，同时膀胱颈部充血水肿使梗阻加重，导致排尿不畅，从而使膀胱有效容量减小。排尿困难是前列腺增生的重要症状，可表现为排尿无力、射程短、尿线变细、排尿等待、尿后滴沥不尽、排尿中断、排尿时间延长等，部分患者可进展为尿潴留。排尿困难的原因主要是增生的腺体向内压迫后尿道，导致后尿道变形、狭窄、延长，尿道阻力增大。患者出现尿失禁可能是前列腺充血刺激感受器导致的急迫性尿失禁，也可能是慢性尿潴留致膀胱内压超过尿道阻力所致的充盈性尿失禁。前列腺增生时前列腺表面血管充血怒张，在用力排尿等诱因下血管破裂可出现血尿，一般出血量小，偶可致出血性休克。梗阻后期，膀胱内压增高，输尿管反流，可导致肾分泌功能降低、肾积水，可出现氮质血症甚至尿毒症，可表现为恶心、呕吐、乏力、食欲缺乏、少尿、水肿、贫血、心悸等。部分患者出现神经源性膀胱。

【超声表现】

超声示前列腺形态异常，各径线均有增大，以前后径及横径增大明显。内腺呈瘤样增大，向膀胱内隆起，回声欠均匀。增生的结节在图像上似乎显示于外周带，但其实仅限于内腺,外腺被挤压而萎缩,呈一层薄结构,内外腺之间可以显示清晰的分界——外科包膜。严重者外腺呈一在声像图上不能分辨的薄膜。经腹部或会阴部扫查时多数呈均匀低回声,少数为等回声或高回声。经直肠探头扫查时可清晰显示腺体内多个增生小结节。内腺回声紊乱,不均匀。(图 P40-1、图 P40-2)

【其他影像学结果】

CT 显示前列腺明显增大,超过耻骨联合上方,呈球形或椭圆形,密度均匀,增强后前列腺中心部增生结节密度增高,部分前列腺内有散在钙化灶。前列腺增生明显时,膀胱底部受压上移,可突入膀胱而形似膀胱肿物。但 CT 不能很好地显示前列腺分区及前列腺病灶。增生的前列腺在 T1WI 上表现为前列腺体积增大,信号均匀,前列腺轮廓光整,两侧对称;在 T2WI 上表现为前列腺中央区增大,信号不均,外周区变薄,甚至消失。患者常有假包膜形成,显示为包绕中央区的环状低信号。

【鉴别诊断】

须与膀胱结石、前列腺癌、神经源性膀胱、膀胱过度活动症、尿道狭窄等疾病相鉴别。

【处理建议】

(1)如果患者轻度排尿困难,可口服药物治疗。
(2)如果患者重度排尿困难,应到正规医疗机构就诊。

D41. 肠套叠

【定义及流行病学】

一段肠管套入与其相连的另一段肠管的管腔内称为肠

套叠。肠套叠多见于幼儿,属于小儿外科急症之一,成人少见。根据套入肠与被套肠部位,肠套叠分为小肠-小肠型、小肠-结肠型、结肠-结肠型,在小儿多为回结肠套叠。

【临床表现】

腹痛、血便和腹部肿块是肠套叠的三大典型症状。肠套叠通常表现为突然发作的剧烈阵发性腹痛,患儿常因此阵发性哭闹,但在发作间歇期表现正常。症状还包括呕吐和排果酱样血便。腹部触诊时,常在脐右上方发现腊肠形、表面光滑、稍可移动且有压痛的肿块,同时右下腹部可能有空虚感。随着病情的发展,患者逐渐出现腹胀等肠梗阻的症状。慢性复发性肠套叠则多见于成人,通常表现为不完全梗阻,症状相对较轻,可出现阵发性腹痛,便血少见。由于套叠的肠常能自行复位,因此发作后的检查结果可能为阴性。

【超声表现】

(1)肠套叠部位显示边界清晰的包块。其横断面呈大环套小环的特征表现,即"同心圆征"或"靶环征"。外圆呈均匀的低回声环带,系鞘部肠壁回声,低回声带由水肿增厚的反折壁及其与鞘部之间的少量肠内液体形成。在大的外圆内,又有一个小的低回声环带,形成内圆。内、外圆间为高回声圈,中心部为高回声团,其边缘欠光整。套叠部分的纵断面呈"套筒征"或"假肾征"。有时可能显示套叠的顶部和颈部,顶部为盲端,呈指头状。"假肾征"通常是在套叠时间较长、肠壁发生严重水肿时出现,或在成人患者存在肠管肿瘤或息肉时出现。(图 P41-1、图 P41-2)

(2)肠梗阻表现:声像图显示肠管扩张,内容物积聚,肠蠕动亢进或显著减弱。

【其他影像学表现】

X线检查：腹部平片可见肠袢扩张和气液平面。部分病例可以见到"空虚的"右下腹部或"靶环征"阴影。

气钡灌肠或空气灌肠造影：可见"杯口征"或"钳口征"。

CT检查：可见"靶环征"，同时伴有肠管壁增厚。

【鉴别诊断】

须与急性阑尾炎、肠梗阻、胃肠道出血、急性肠炎、过敏性紫癜等相鉴别。

【处理建议】

应到正规医疗机构就诊。

主要参考文献
Zhuyao Cankao Wenxian

[1] 钱蕴秋.超声诊断学[M].西安:第四军医大学出版社,2002.

[2] 彭裕文.局部解剖学[M].7版.北京:人民卫生出版社,2008.

[3] 曹海根,王金锐.实用腹部超声诊断学[M].2版.北京:人民卫生出版社,2006.

[4] NELSON B P, TOPOL E, BHAGRA A, et al. Atlas of handheld ultrasound[M]. Dordrecht: Springer International Publishing AG, 2018.

[5] 陈林,陈悦,詹维伟,等.超声诊断亚急性甲状腺炎[J].中国医学影像技术,2010,26(9):1678-1681.

[6] 胡舜华,初珂.颈部淋巴结的超声诊断

[J].中国超声医学杂志,1998(9):15-16.

[7] 王少峰,曾茂平.流行性腮腺炎的超声表现分析[J].中华医学超声杂志(电子版),2011,8(11):2413-2416.

[8] 史仕纯,赵仁军,黎静.超声对急性胰腺炎的诊断与分析[J].中国超声诊断杂志,2003(12):20-22.

[9] 叶卫东,王福建.超声在外伤性脾破裂诊断及随访中的应用[J].临床超声医学杂志,2015,17(4):282-283.

[10] 查晓霞,常山,戴保卿.超声检查在肾结石诊断中的应用回顾[J].临床超声医学杂志,2005,7(6):410-412.

[11] 李芙蓉,柳建华,高钟桦,等.超声诊断输尿管结石价值的再探讨[J].临床超声医学杂志,2006,8(7):406-408.

[12] 郭蓉.实时B超诊断膀胱结石的价值[J].临床超声医学杂志,2004,6(6):370.

[13] 丁姣姣,高军喜,孙艳,等.超声直接征象与间接征象诊断急性阑尾炎单因素及多因素分析[J].中国超声医学杂志,2014,30(8):719-722.

[14] 左玉霞,陈玺.经阴道彩色多普勒超声对鉴别诊断宫外孕破裂与卵巢黄体破裂的临床意义[J].现代医用影像学,2023,32(7):1377-1380.

[15] 熊华花,李泉水,许晓华,等.浅表血管脂肪瘤的超声影像特征及病理成像基础研究[J].中国超声医学杂志,2012,28(4):341-344.

[16] 刘琳娜,徐辉雄,谢晓燕,等.浅表软组织肿物高频超声诊断思路的探讨[J].中国超声医学杂志,2010,26(6):558-562.

[17] 郭江,郑东,朱楠,等.皮脂腺瘤的高频彩色超声诊断[J].医药前沿,2012(21):170-171.

[18] 傅先水,唐杰,苏莉,等.彩色多普勒血流显像在浅表肿大淋巴结鉴别诊断中的应用[J].中华超声影像学杂志,2003,12(7):420-422.

[19] 赵芝弘,翟玉霞,王吕浩,等.高频超声在手部腱鞘病变诊断中的应用[J].现代医用影像学,2017,26(2):279-280.

[20] 邢秀红.高频彩色超声在肌肉软组织损伤中的诊断价值[J].中国医疗设备,2015,30(8):53-55.

[21] 赵淑丹,王小花,林桂凤.副乳腺的超声诊断(附43例分析)[J].医学影像学杂志,2011,21(3):376,380.

[22] 崔广和,张永桂,齐春英,等.特殊类型子宫肌瘤的超声诊断及鉴别诊断[J].中国超声医学杂志,2000,16(11):835-837.

[23] 吴肇汉,秦新裕,丁强.实用外科学[M].4版.北京:人民卫生出版社,2017.

[24] 冯晓源.现代医学影像学[M].上海:复旦大学出版社,2016.

[25] 吴孟超,吴在德.黄家驷外科学(上、中、下册)[M].7版.北京:人民卫生出版社,2008.

[26] 李泉水.浅表器官超声医学[M].2版.北京:科学出版社,2017.

[27] 岳林先.实用浅表器官和软组织超声诊断学[M].北京:人民卫生出版社,2011.

[28] 杨俊超,李丽,李艳云.浅表淋巴结肿大的病因诊断思维程序及处理[J].中国全科医学,2005,8(4):295-296,306.

[29] 梁碧玲.骨与关节疾病影像诊断学[M].2版.北京:人民卫生出版社,2016.